Tomografia Computadorizada
Guia Prático de Exames

Bruno Fukumori

Copyright © 2020 Bruno Fukumori

Todos os direitos reservados.

ISBN:9798605988571

Introdução	10
Observações gerais	10
Contraindicações relativas ao contraste iodado	11
TC Crânio	12
Principais indicações	12
Anamnese	12
Posicionamento	12
Programação do exame	13
Contraste Endovenoso	13
Checklist para interpretação de TC de crânio	14
Janela de partes moles (WW: 100 UH/WL: 36 UH)	14
Janela de osso (WW: 3000 UH/WL: 500 UH)	15
Galeria de Imagens	15
TC Seios da Face/Face	16
Principais indicações	16
Anamnese	16
Posicionamento	16
Programação do exame	16
Contraste Endovenoso	17
Checklist para interpretação de TC de seios da face/face	17
Janela de partes moles (WW: 50 UH/WL: 350 UH)	17
Janela de osso (WW: 3000 UH/WL: 500 UH)	18
Galeria de Imagens	18
TC Órbitas	19
Principais indicações	19
Anamnese	19
Posicionamento	19
Programação do exame	19

Contraste Endovenoso	20
Checklist para interpretação de TC de órbitas	20
Janela de partes moles (WW: 50 UH/WL: 350 UH)	20
Janela de osso (WW: 4000 UH/WL: 800 UH)	20
Galeria de Imagens	21
TC Dental/Maxila/Mandíbula	**22**
Principais indicações	22
Anamnese	22
Posicionamento	22
Programação do exame	22
Contraste Endovenoso	23
Checklist para interpretação de TC de dental/maxila/mandíbula	23
Janela de partes moles (WW: 50 UH/WL: 350 UH)	23
Janela de osso (Dental WW: 4000 UH/WL: 800 UH; Maxila e Mandíbula WW: 3000 UH/WL: 500 UH)	23
TC ATM	**23**
Principais indicações	24
Anamnese	24
Posicionamento	24
Programação do exame	24
Contraste Endovenoso	25
Checklist para interpretação de TC de ATM	25
TC Ouvido (ossos temporais, mastóides)	**26**
Principais indicações	26
Anamnese	26
Posicionamento	26
Programação do exame	26
Contraste Endovenoso	27

Checklist para interpretação de TC de ouvido	27
Janela de partes moles (WW: 50 UH/WL: 350 UH)	27
Janela de osso (WW: 4000 UH/WL: 800 UH)	27
Reformatações multiplanares	28
Galeria de Imagens	28
TC Pescoço/Faringe	**29**
Principais indicações	29
Anamnese	29
Posicionamento	29
Programação do exame	30
Contraste Endovenoso	31
Checklist para interpretação de TC de pescoço/faringe	31
Janela de partes moles (WW: 50 UH/WL: 350 UH)	31
Manobras específicas	31
Galeria de Imagens	34
TC Tórax	**35**
Principais indicações	35
Anamnese	35
Posicionamento	35
Programação do exame	36
Contraste Endovenoso	36
Checklist para interpretação de TC de tórax	37
Janela de mediastino (WW: 50 UH/WL: 350 UH)	37
Janela de pulmão (WW: 1500 UH/WL: -750 UH)	37
Janela de osso (WW: 1800 UH/WL: 400 UH)	37
Observações adicionais	37
Protocolos específicos	38
TC árvore brônquica/TC traquéia	38

Programação do exame	38
Galeria de Imagens	39

TC Abdome — 41

Principais indicações	41
Anamnese	41
Posicionamento	41
Programação do exame	41
Contraste Endovenoso	42
Contraste Oral (VO)	43
Preparos prévios específicos	44
Enterotomografia	44
Colonoscopia Virtual	44
Uro-CT ou litíase	44
Fases de aquisição	45
Checklist para Interpretação de TC de Abdome	46
Janela de partes moles (WW: 50 UH/WL: 350 UH)	46
Janela de osso (WW: 3000 UH/WL: 500 UH)	51
Observações Adicionais	51
Protocolos específicos	52
Doador renal	52
Avaliação de glândulas suprarrenais (protocolo de wash out)	52
Galeria de Imagens	53

TC Músculo Esquelético — 55

Principais indicações	55
Anamnese	55
Posicionamento	55
Coluna Cervical (C1 a C7)	55
Programação do exame	55

Coluna Dorsal (D1 a D12)	56
Programação do exame	56
Coluna Lombar (L1 a L5)	56
Programação do exame	56
Coluna Sacral (S1 ao cóccix)	56
Programação do exame	57
Bacia/Quadril (articulação coxofemoral)	57
Programação do exame	57
Clavícula/Ombro/Escápula	58
Programação do exame	59
Esterno/Articulação esternoclavicular	59
Programação do exame	59
Braço/Antebraço	60
Programação do exame	60
Cotovelo	61
Programação do exame	62
Mão/Punho	62
Programação do exame	63
Coxa (fêmur)/Perna(tíbia/fíbula)	64
Programação do exame	64
Joelho	64
Programação do exame	65
Tornozelo/Pé	65
Programação do exame	66
Contraste Endovenoso	66
Checklist para interpretação de TC de músculo esquelético	67
Janela de partes moles (WW: 50 UH/WL: 350 UH)	67
Janela de osso (WW: 1800 UH WL: 400 UH)	67
Reconstruções multiplanares	67

Observações Adicionais	68
Protocolos especiais	68
TC joelho para TAGT	68
TC perfil rotacional	69
TC Protocolo Sindesmose	69
Angiotomografias	**71**
Principais indicações	71
Contraste Endovenoso	71
Angiotomografia de vasos intracranianos	72
Posicionamento e programação do exame	72
Angiotomografia de vasos cervicais	74
Posicionamento e programação do exame	74
Angiotomografia torácica (avaliação da aorta)	78
Posicionamento e programação do exame	78
Angiotomografia torácica (Protocolo TEP/artéria pulmonar)	80
Posicionamento e programação do exame	80
Angiotomografia abdominal	81
Posicionamento e programação do exame	81
Angiotomografia coronária	83
Posicionamento	83
Preparo prévio	84
Programação do exame	85
Volumétrica (320 canais) - Prospectivo	86
Helicoidal (64 e 128 canais) - Retrospectivo	90
Pós-processamento de imagens cardíacas	92
Ciclo cardíaco	92
Estudo Retrospectivo	93
Estudo Prospectivo	93
Algoritmos de reconstrução	94

Protocolos especiais	96
Protocolo para implante de válvula aórtica ou TAVI	96
Protocolo de Perfusão miocárdica	96
Angiotomografia de membros superiores	97
Síndrome do Desfiladeiro Torácico	97
Posicionamento	98
Programação do exame	98
Protocolo de angio de membros superiores (vascularização periférica)	100
Angiotomografia de membros inferiores	100
Posicionamento	100
Programação do exame	101
Checklist para Interpretação de Angiotomografias	102
Protocolos Especiais	**105**
TC hipófise	105
Posicionamento e programação do exame	105
Cisternotomografia	106
Posicionamento	106
Programação do exame	107
DICAS!	**107**
Como melhorar a qualidade na imagem?	109
Dinâmica do contraste endovenoso	110
Lesões nodulares, cistos, tumores	110

Introdução

Guia prático criado com o intuito de auxiliar principalmente iniciantes na área de imagem, mais especificamente na tomografia computadorizada.

A fim de evitar um guia muito exaustivo, tentei resumi-lo ao máximo com as informações mais pertinentes para a realização de um bom exame, bem como algumas observações em relação ao que se espera ver em um exame e onde focar mais a nossa atenção ao visualizar uma imagem. Foi dado um enfoque maior em alguns exames como crânio, abdome e tórax em que a interpretação de algumas patologias é mais importante no momento da aquisição, pois interferem diretamente na conduta a ser tomada (aquisição de novas fases, uso do contraste) e são os mais comuns na rotina.

Espero que esse guia possa contribuir para o aprendizado de todos.

Observações gerais

- O contraste iodado utilizado como parâmetro foi o Henetix® na concentração de 350 mg/ml, sendo assim os cálculos de quantidade de contraste são referentes a essa concentração. Caso seja utilizado outro contraste, como o Ultravist® na concentração de 370 mg/ml, adaptar o volume.
- Um bom exame radiológico começa com uma boa anamnese e um bom posicionamento. Ambos os fatores são essenciais para que haja uma boa qualidade de imagem, diagnóstico e redução de dose.
- Atenção à janela e filtros. Muitas vezes, problemas na imagem podem ser corrigidos apenas alterando esses parâmetros.
- Reconstruções multiplanares (MPR) e 3D são essenciais em algumas situações.
- Segurança em primeiro lugar! Atentar-se ao fluxo venoso avaliado pelo técnico de enfermagem ou enfermeiro, históricos alérgicos do paciente (principalmente ao contraste iodado), patologias de base que contraindicam o contraste iodado. Não se esquecer dos EPIs (luvas, máscara, óculos), principalmente em casos de precaução (contato, gotículas, aéreo).
- Sempre estar de olho no paciente durante o exame. Não subestimar a queixa do paciente.

- Nunca liberar o paciente sem antes avaliar as imagens quanto à presença de artefatos ou a necessidade de uma nova aquisição.
- Atentar-se a objetos metálicos na região de estudo ao posicionar o paciente, para evitar artefatos (alianças, próteses auriculares, próteses dentárias, brincos, *piercings*, presilhas).

Contraindicações relativas ao contraste iodado
- Alergia a iodo.
- Asma, DPOC grave.
- Paciente em estado muito crítico.
- Hipertireoidismo, bócio nodular (pode desencadear uma crise tireotóxica).
- Feocromocitoma (risco de crise hipertensiva).
- Mieloma múltiplo (predisposição para apresentar insuficiência renal aguda irreversível após o uso de contraste).
- Diabetes *melitus* descompensado.
- Insuficiência renal grave ou creatinina elevada*.
- Pacientes em tratamento com iodoterapia (o uso do contraste pode retardar o tratamento em até 6 meses).

*Se Creatinina for >1 deve-se calcular o *clearance*:
>60 ml/min: pode-se injetar.
30-60 ml/min: protocolo de hidratação. Consultar radiologista e se o paciente pode fazer esse protocolo (atenção a pacientes idosos, cardiopatas).
<30 ml/min: não injetar, consultar radiologista.

TC Crânio

Principais indicações
Cefaléia, tontura, convulsão, demência, AVE (Acidente Vascular Encefálico), trauma, estadiamento tumoral, hidrocefalia, controles (sangramento, pós AVE, colocação de DVP – Derivação Ventrículo Peritoneal), cranioestenoses (crianças).

Anamnese
Idade? Dor (pontual ou difusa)? Lateralidade (principalmente em traumas)? Tontura (rotatória ou não rotatória)? Visão dupla? Náusea (associada ou não a vômitos)? Febre? Tempo dos sintomas (anotar de preferência em ordem cronológica)? Episódio único? Alteração de marcha e/ou força em algum membro? Cirurgias prévias? Antecedente clínico prévio conhecido (AVE, convulsão, demências).

Posicionamento
Paciente: decúbito dorsal com o suporte de crânio, cabeça para dentro do *gantry* com a cabeça levemente inclinada para baixo e braços ao lado do corpo. Se necessário, imobilizar a cabeça com uma faixa.
Laser de referência e zero da imagem: alinhamento órbito-meatal (horizontal), centro da cabeça (lateral), aproximadamente no lóbulo da orelha, centro no nariz (vertical) e zero na região do lábio superior, podendo ser também no mento da mandíbula, caso paciente tenha alguma limitação na região cervical que cause uma hiperextensão da cabeça.
Proteções radiológicas: protetor de chumbo no tórax e abdome.
Observações: em pacientes pediátricos, geralmente é necessário elevar levemente o mento para alinhar a cabeça adequadamente (ao contrário dos adultos e idoso), pois naturalmente eles inclinam a cabeça para baixo.

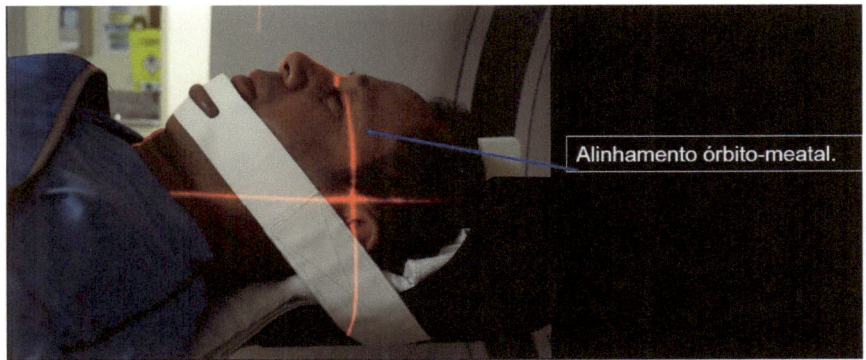

Programação do exame
Orientação da aquisição: caudocranial
Limite superior: alta convexidade craniana.
Limite inferior: base do crânio (forame magno).

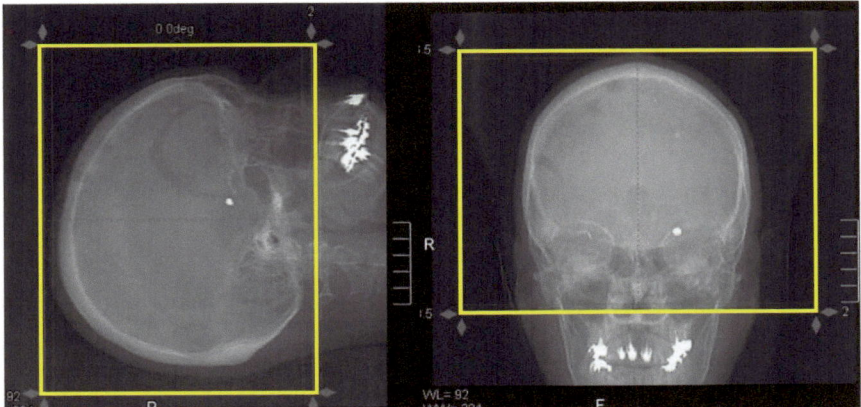

Contraste Endovenoso
A maioria dos exames de crânio não necessita de contraste (traumas, cefaléias sem sinais de alerta, tontura não rotatória, hidrocefalia). Porém, pode-se utilizar o contraste em alguns casos como:
- Cefaléia recente de início súbito com sinais de alerta;

- Infecções, coleções;
- Tumores;
- Tontura rotatória (possível causa central).

Observações: sempre realizar uma fase sem contraste antes de injetar.
Volume: 1,5 ml/kg (mín: 70 ml/máx: 120 ml).
Fluxo: 2,0 ml/s.
Tempo de disparo: após 1 minuto de injeção (2 a 3 min, caso pesquisa de tumores).

Checklist para interpretação de TC de crânio

O crânio é uma estrutura normalmente simétrica, sendo de grande ajuda avaliar comparativamente um lado com o outro para a detecção de eventuais lesões.

Janela de partes moles (WW: 100 UH/WL: 36 UH)

- **Sinais de lesão expansiva (efeito de massa, edema):** há desvio de linha média? Simetria dos ventrículos laterais? Cisternas basais preservadas ("figura do morcego") ou obliteradas? Configuração normal do 3º e 4º ventrículos? Largura do espaço liquórico extracerebral adequada à idade do paciente (normalmente alargada em pacientes idosos devido atrofia cerebral)? Apagamento dos sulcos cerebrais (=edema)? Interface substância branca/córtex mal definida?
- **Sangramentos:** foco hiperdenso na fase sem contraste. Verificar com janela ampla para avaliar presença de hemorragias intracranianas pequenas (atenção ao lobo temporal) e hematomas subdurais.
- **Lesões focais:** calcificações (focos hiperdensos na fase sem contraste, semelhante ao osso), infartos lacunares (áreas hipodensas, geralmente na região do tálamo e periventricular), realces anômalos na fase com contraste (tumores, coleções, metástases, inflamações). Não confundir algumas calcificações fisiológicas (plexo coróide, glândula pineal), artefatos de volume parcial e o seio venoso com lesões, sangramentos.

Janela de osso (WW: 3000 UH/WL: 500 UH)
- **Lesões ósseas:** descartar fraturas (=descontinuidade cortical óssea, presença de ar). Não confundir com as suturas cranianas.

Galeria de Imagens

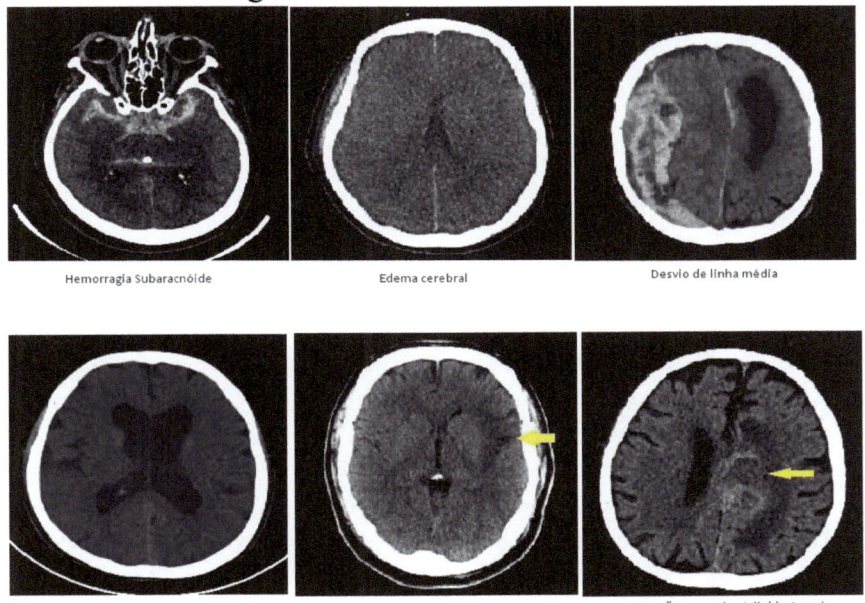

Hemorragia Subaracnóide   Edema cerebral   Desvio de linha média

Hidrocefalia   AVCi   Lesão expansiva (glioblastoma)

TC Seios da Face/Face

Principais indicações
Sinusopatias (febre a/e), pré e pós-cirúrgicos (desvio de septo), traumas faciais, celulite, avaliação de cavidades paranasais, apnéia do sono.

Anamnese
Cefaléia (frontal, seio maxilar)? Dor local? Febre? Cirurgias prévias? Dificuldade para respirar? Presença de secreções (clara, purulenta)? Epistaxe/sangramento nasal (após traumas)?

Posicionamento
Paciente: decúbito dorsal com o suporte de crânio, cabeça para dentro do *gantry* com a cabeça reta e braços ao lado do corpo. Se necessário, imobilizar a cabeça com uma faixa.
Laser de referência e zero da imagem: alinhamento com os olhos (horizontal), altura do seio maxilar (lateral), aproximadamente no arco zigomático próximo à bochecha, centro no nariz (vertical) e zero na região do lábio superior (seios da face) ou abaixo da mandíbula (face). Caso o exame seja para apneia do sono, zerar abaixo do hióide.
Proteções radiológicas: protetor de chumbo no tórax e abdome. O protetor de tireóide pode ser utilizado para exames de seios da face.
Observações: não se esquecer de avisar o paciente para não engolir durante a aquisição.
Sempre que houver suspeita de lesões na gengiva ou dentes, realizar manobra de bochecha cheia e separar os dentes (para que as coroas dentárias não fiquem sobrepostas).

Programação do exame
Orientação da aquisição: caudocranial
Limite superior: limite superior do seio frontal.

Limite inferior: limite inferior dos seios maxilares (incluindo o palato duro), no caso de seios da face. Caso o exame seja de face (trauma ou celulite) ou para avaliar apnéia do sono, estender a aquisição até o osso hióide.

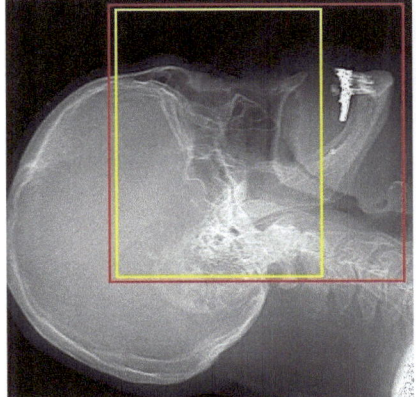 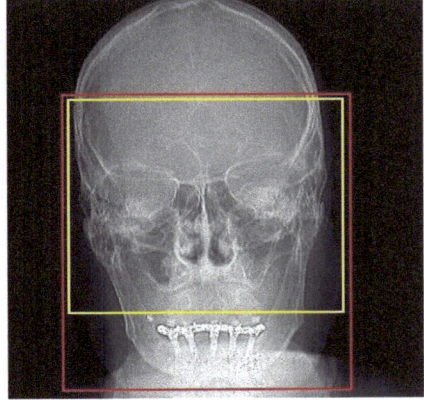

Programação de seios da face (amarelo) e face (vermelho).

Contraste Endovenoso

A maioria dos exames de seios da face é sem contraste (traumas, sinusopatias, apnéia do sono, desvio de septo). Porém, utiliza-se o contraste em alguns casos como:
- Celulites (a fase sem contraste geralmente é dispensável).
- Abscessos (após implantes dentários).
- Tumores.

Volume: 1,5 ml/kg (mín: 70 ml/máx: 100 ml).
Fluxo: 2,0 ml/s.
Tempo de disparo: após 1 minuto de injeção.

Checklist para interpretação de TC de seios da face/face

Janela de partes moles (WW: 50 UH/WL: 350 UH)
- **Sinais de lesão expansiva:** tumores (pode ser necessário injetar o contraste).

- **Lesões focais:** abscessos, coleções, celulite. Essas lesões apresentam-se como uma imagem central hipodensa delimitada por um realce parietal, podendo ser acompanhada de densificação da gordura ao redor.

Janela de osso (WW: 3000 UH/WL: 500 UH)
- **Lesões ósseas:** fraturas (descontinuidade da cortical, ar), abaulamento do palato.
- **Material com atenuação de partes moles (principalmente em seios maxilares):** sinusite, cisto de retenção.
- **Desvio de septo:** pra esquerda ou pra direita.
- **Avaliação das cavidades paranasais:** conchas nasais (hipertrofia, pneumatizadas), unidade ostiomeatal (infundíbulo, processo uncinado, bulla etmoidal, hiato semilunar).

Galeria de Imagens

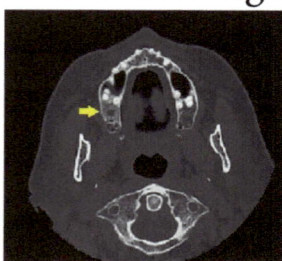
Sinusite odontogênica

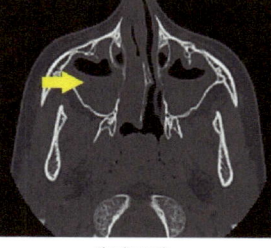
Sinusite aguda

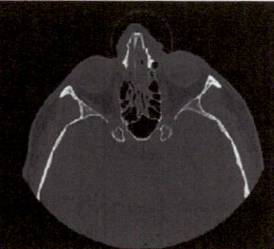
Fratura nasal

TC Órbitas

Principais indicações
Trauma e celulite periorbitária.

Anamnese
Dor? Trauma? Febre? Presença de secreções? Perda de visão? Febre? Alguma alteração visível (inchaço, vermelhidão)?

Posicionamento
Paciente: decúbito dorsal com o suporte de crânio, cabeça para dentro do gantry com a cabeça reta e braços ao lado do corpo. Se necessário, imobilizar a cabeça com uma faixa.
Laser de referência e zero da imagem: alinhamento com os olhos (horizontal), altura da região temporal (lateral), aproximadamente na orelha, centro no nariz (vertical) e zero na região do lábio superior.
Proteções radiológicas: protetor de chumbo no tórax, abdome e tireóide.
Observações: pedir para o paciente manter um olhar para frente (não olhar pra cima, pra baixo ou para os lados), de preferência com os olhos fechados e não movimentá-los durante o exame.

Programação do exame
Orientação da aquisição: caudocranial.
Limite superior: 1 cm acima do teto orbitário.
Limite inferior: 1 cm abaixo do assoalho orbitário.

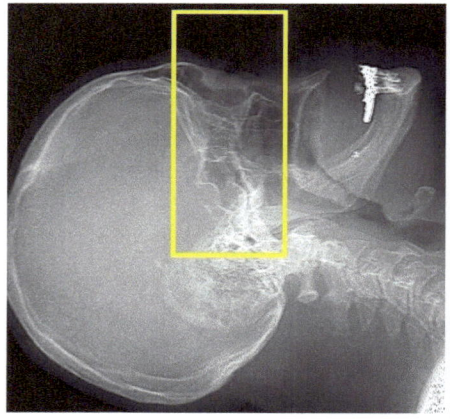 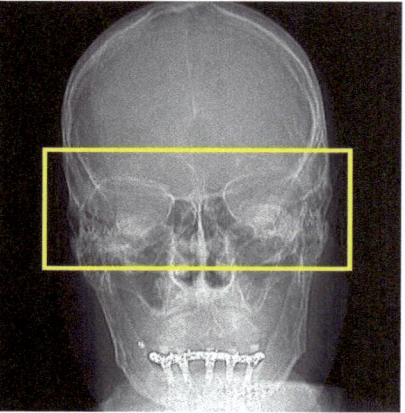

Contraste Endovenoso

Apenas para casos de celulite (fazer direto com contraste) e tumores. Em casos de trauma, o contraste é dispensável.
Volume: 1,5 ml/kg (mín: 70 ml/máx: 100 ml).
Fluxo: 2,0 ml/s.
Tempo de disparo: após 1 minuto de injeção.

Checklist para interpretação de TC de órbitas

Janela de partes moles (WW: 50 UH/WL: 350 UH)
Avaliar glândula lacrimal, gordura retrobulbar, musculatura ocular externa (espessamento pode indicar oftalmopatia endócrina como parte da doença de Graves).
- **Sinais de lesão expansiva:** tumores.
- **Lesões focais:** abscessos, coleções, celulite.

Janela de osso (WW: 4000 UH/WL: 800 UH)
- **Lesões ósseas:** fraturas.

Galeria de Imagens

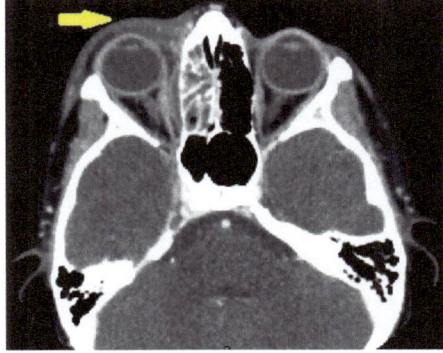

Celulite periorbitária

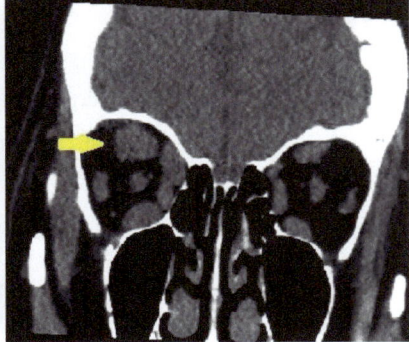

Oftalmopatia endócrina

TC Dental/Maxila/Mandíbula

Principais indicações
Dental: avaliação odontológica, abscesso após cirurgia de canal, implante dentário. **Maxila/Mandíbula:** dor, lesões focais osteolíticas (tumores), abaulamento de palato, traumas.

Anamnese
Geralmente o paciente vem com história de dor, inchaço. Atenção à história de cirurgia dentária recente (abscesso?).

Posicionamento
Paciente: decúbito dorsal com o suporte de crânio, cabeça para dentro do *gantry* com a mandíbula hiperestendida (mandíbula) ou cabeça reta (maxila) e braços ao lado do corpo. Se necessário, imobilizar a cabeça com uma faixa.
Laser de referência e zero da imagem: alinhamento com os olhos (horizontal), altura das mastoides (lateral), aproximadamente na orelha, centro no nariz (vertical) e zero na região do lábio superior.
Proteções radiológicas: protetor de chumbo no tórax e abdome.
Observações: no caso de dental ou paciente apresentar próteses dentárias, realizar manobra com bochecha cheia e separar os dentes, para diminuir o artefato. Realizar a mesma manobra se houver suspeita de lesões na cavidade oral, para evitar o colabamento da mucosa, que poderia mascarar alguma possível lesão.

Programação do exame
Orientação da aquisição: caudocranial.
Limite superior: abaixo da sela túrcica, englobando toda a maxila e palato duro (maxila); acima dos côndilos mandibulares (mandíbula).
Limite inferior: 1 cm abaixo da maxila, englobando toda arcada dentária superior (maxila); 1 cm abaixo do início da mandíbula, um pouco acima do osso hióide.

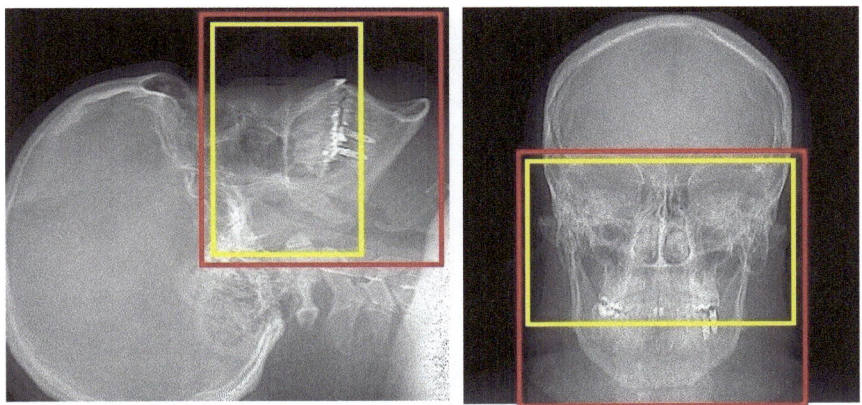

Programação de maxila (amarelo) e mandíbula (vermelho).

Contraste Endovenoso

Geralmente sem contraste. Injeta-se apenas para casos de infecções, abscessos e alguns tumores.
Volume: 1,5 ml/kg (mín: 70 ml/máx: 100 ml).
Fluxo: 2,0 ml/s.
Tempo de disparo: após 1 minuto de injeção.

Checklist para interpretação de TC de dental/maxila/mandíbula

Janela de partes moles (WW: 50 UH/WL: 350 UH)
- **Lesões focais:** abscessos, coleções, tumores.

Janela de osso (Dental WW: 4000 UH/WL: 800 UH; Maxila e Mandíbula WW: 3000 UH/WL: 500 UH)
- **Lesões ósseas:** fraturas, lesões osteolíticas, abaulamentos, avaliar periapicopatias, canal mandibular.

TC ATM

Principais indicações
Dor na articulação temporomandibular, dificuldade para abrir a boca.

Anamnese
Há quanto tempo sente dor? Presença "estalo" ao abrir a boca? Trauma?

Posicionamento
Paciente: decúbito dorsal com o suporte de crânio, cabeça para dentro do *gantry* com a mandíbula hiperestendida e braços ao lado do corpo. Se necessário, imobilizar a cabeça com uma faixa.
Laser de referência e zero da imagem: alinhamento com os olhos (horizontal), altura dos côndilos (lateral), aproximadamente no lóbulo da orelha, centro no nariz (vertical) e zero na região abaixo da mandíbula.
Proteções radiológicas: protetor de chumbo no tórax e abdome.

Programação do exame
Orientação da aquisição: caudocranial.
Limite superior: acima dos côndilos mandibulares.
Limite inferior: 1 cm abaixo do início da mandíbula, um pouco acima do osso hióide.
Observações: realizam-se duas sequências, uma com boca fechada (A) e outra com boca aberta (B).
Não realizar manobra de boca aberta, se trauma, devido a risco de piora do quadro clínico (fratura).

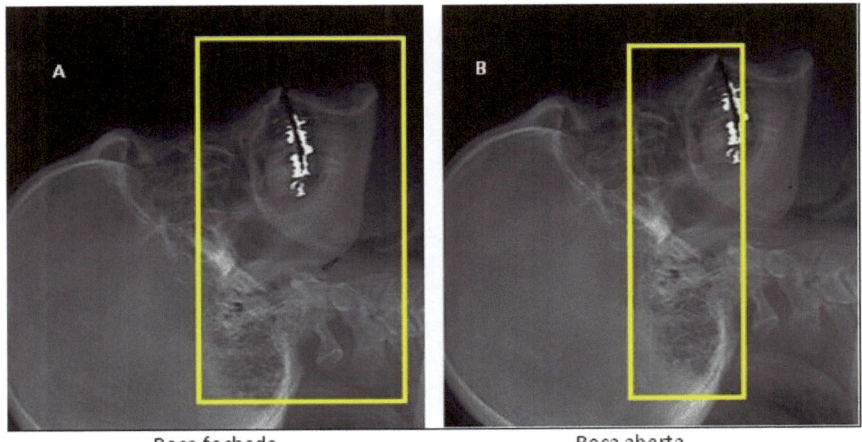
Programação do exame de ATM. Sequência boca fechada (A) e boca aberta (B).

Contraste Endovenoso
Não há necessidade de contraste.

Checklist para interpretação de TC de ATM

Janela de partes moles (WW: 50 UH/WL: 350 UH)
- **Lesões focais:** edema.

Janela de osso (WW: 3000 UH/WL: 500 UH)
- **Lesões ósseas:** fraturas, lesões osteolíticas. Avaliar deslocamentos acentuados da mandíbula, assimetria entre os côndilos.

TC Ouvido (ossos temporais, mastóides)

Principais indicações
Tonturas, vertigens, zumbido, mastoidites, perda da audição, desequilíbrio, avaliação de prótese auricular, otosclerose.

Anamnese
Dor (ver lateralidade)? Trauma (perfuração timpânica)? Febre? Cirurgias prévias? Presença de secreções, sangue? Perda de audição? Zumbido? Desequilíbrio?

Posicionamento
Paciente: decúbito dorsal com o suporte de crânio, cabeça para dentro do *gantry* com a mandíbula hiperestendida e braços ao lado do corpo. Se necessário, imobilizar a cabeça com uma faixa.
Laser de referência e zero da imagem: alinhamento com os olhos (horizontal), altura das mastoides (lateral), aproximadamente na orelha, centro no nariz (vertical) e zero na região do lábio superior.
Proteções radiológicas: protetor de chumbo no tórax, abdome e tireóide.
Observações: evitar irradiar as órbitas, se possível, angulando a cabeça ou a programação.
Cuidado com os artefatos metálicos dos dentes ao angular.
Adquirir com FOV aberto pegando ambos os ouvidos e reprocessar as imagens com FOV focado para cada ouvido.

Programação do exame
Orientação da aquisição: caudocranial.
Limite superior: limite superior do osso petroso/células da mastóide.
Limite inferior: limite inferior do osso petroso/células da mastóide.

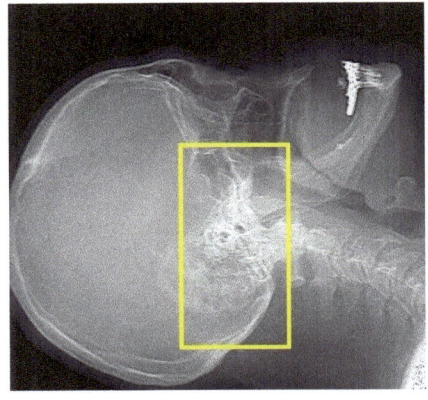 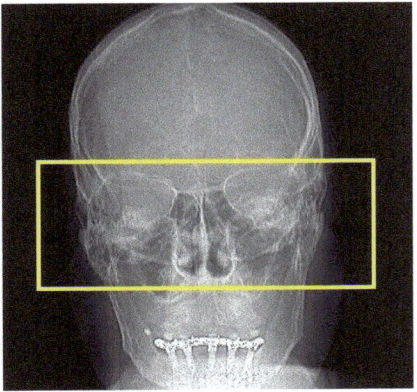

Contraste Endovenoso

A maioria dos exames de ouvido é sem contraste (traumas, otosclerose). Porém, utiliza-se o contraste em alguns casos como:
- Infecções.
- Tumores (neurinoma).
- Surdez neurossensorial.

Volume: 1,5 ml/kg (mín: 70 ml/máx: 100 ml).
Fluxo: 2,0 ml/s.
Tempo de disparo: após 1 minuto de injeção.

Checklist para interpretação de TC de ouvido

Janela de partes moles (WW: 50 UH/WL: 350 UH)
- **Sinais de lesão expansiva:** tumores (pode ser necessário injetar o contraste).
- **Lesões focais:** abscessos, coleções, colesteatoma.

Janela de osso (WW: 4000 UH/WL: 800 UH)
- **Lesões ósseas:** fraturas, lesões osteolíticas, verificar cadeia ossicular, presença de deiscência do canal semicircular.
- **Material com atenuação de partes moles (obliteração das células mastóides, normalmente areadas):** mastoidite.

Observação: utilizar janelas mais amplas, pois facilita a detecção de otosclerose.

Reformatações multiplanares
Projeção Stenver: paralela à cóclea (amarelo).
Projeção Poschl: perpendicular à cóclea (vermelho).

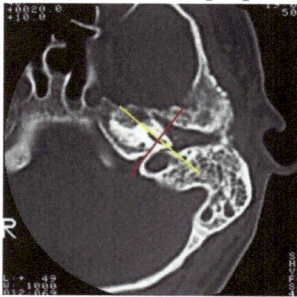
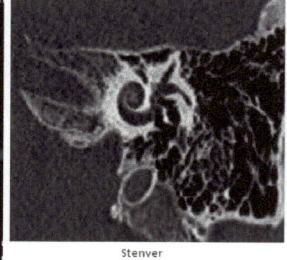
Stenver
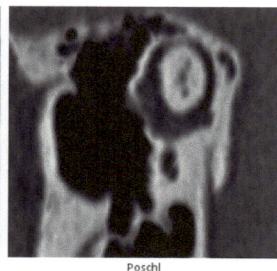
Poschl

Galeria de Imagens

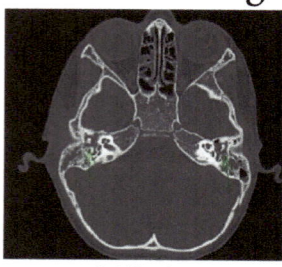
Mastoidite, otite
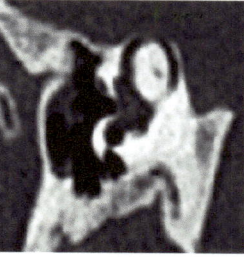
Deiscência do canal semicircular
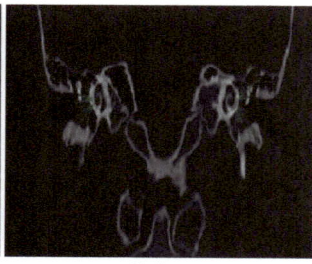
Otosclerose

TC Pescoço/Faringe

Principais indicações
Principalmente para avaliação de abscesso amigdaliano (dor de garganta, febre). Entre outras indicações temos rouquidão, laringocele, linfonodomegalias, avaliação de nódulos, glândulas (parótidas, submandibulares, sublinguais), tireoide.

Anamnese
Dor (em que região)? Febre? Dificuldade para deglutir, falar? Cirurgias prévias? Presença de nódulos palpáveis?

Posicionamento
Paciente: decúbito dorsal com o suporte de crânio, cabeça para dentro do gantry com a cabeça reta e braços ao lado do corpo. Se necessário, imobilizar a cabeça com uma faixa.
Utilizar um extensor de braços para deslocar os ombros para baixo, diminuindo o artefato na região do pescoço.
Laser de referência e zero da imagem: alinhamento com os olhos (horizontal), altura no meio do pescoço (lateral), centro no nariz (vertical) e zero na região abaixo das clavículas.
Proteções radiológicas: protetor de chumbo no tórax e abdome.
Observações: solicitar que o paciente não engula saliva durante a aquisição.

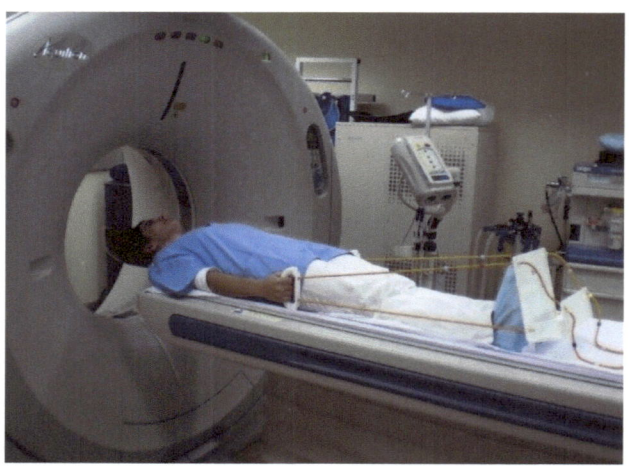
Uso do extensor de braços.

Programação do exame
Orientação da aquisição: caudocranial.
Limite superior: abaixo da sela túrcica, próximo à base do crânio.
Limite inferior: abaixo das clavículas. Estender um pouco para baixo, caso suspeita de bócio mergulhante.

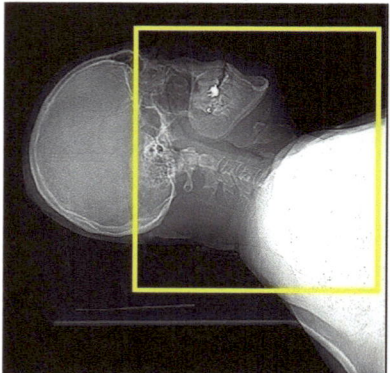
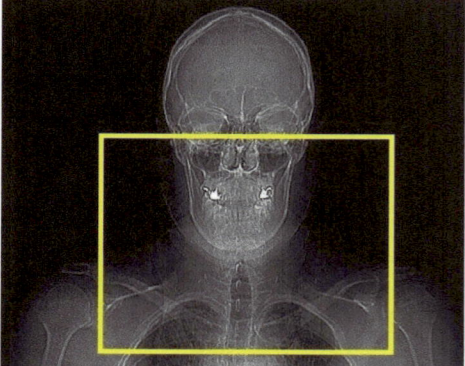

Contraste Endovenoso
A maioria dos exames de pescoço é com contraste (abscesso amigdaliano, linfonodomegalias, linfomas, neoplasias não linfáticas). A fase sem contraste é utilizada em apenas em alguns casos:
- Lesões de alta densidade (sialolitíase).
- Lesões em paratireóides.
- Tumores (consultar radiologista).

Volume: 1,5 ml/kg (mín: 70 ml/máx: 100 ml).
Fluxo: 2,0 ml/s.
Tempo de disparo: injeção bifásica (50% de contraste no início e os outros 50% após 1 minuto desde o início da 1ª injeção. Inicia-se a aquisição após o término da 2ª injeção de contraste).

Checklist para interpretação de TC de pescoço/faringe
O pescoço, assim como o crânio, é uma estrutura normalmente simétrica, sendo de grande ajuda avaliar comparativamente um lado com o outro para a detecção de eventuais lesões.

Janela de partes moles (WW: 50 UH/WL: 350 UH)
Avaliar: simetria da musculatura do pescoço? Gordura em boas condições e bem visível? Perfusão normal dos vasos? Tromboses ou estenoses ateroscleróticas? Simetria e definição das glândulas salivares? Parênquima da tireoide homogêneo e sem nódulos? Algum realce patológico focal após o contraste? Estreitamento do lúmen traqueal? Linfonodos (número e tamanho)? Invasão do espaço retrofaríngeo? Abscesso em pirâmides amigdalianas?

Manobras específicas
Bochecha cheia: para desfazer a sobreposição da mucosa que reveste a bochecha com a mucosa da gengiva e com a língua, permitindo uma correta localização e a demonstração da lesão na cavidade oral. Realizar sempre quando houver suspeita de lesões próximas aos dentes.

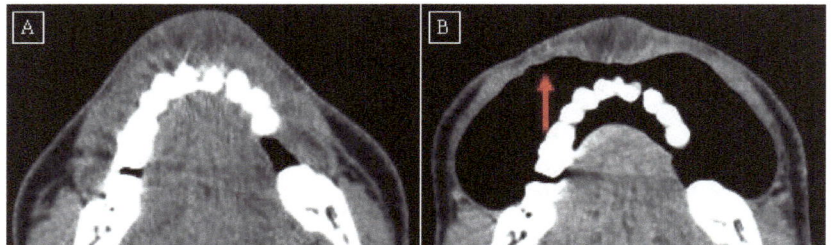

Valsalva modificada: indicada quando um exame prévio realizado durante a respiração suave não consegue avaliar corretamente a localização e a extensão de neoplasias devido à sobreposição de superfícies mucosas nos recessos da nasofaringe (fossetas de Rosenmüller, setas vermelha e amarela) e hipofaringe, além dos seios piriformes (laringe). Durante a aquisição, o paciente deve realizar uma expiração forçada, como se estivesse soprando uma bexiga.

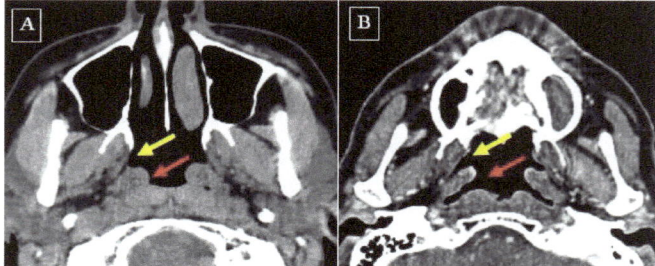

Fonação: aquisição programada entre o osso hióide e a traqueia. Durante a manobra o paciente deve fazer o som de "i" uniformemente por 10 segundos. Com a manobra, as cordas vocais verdadeiras ficam distendidas e os ventrículos laríngeos insuflados (setas), permitindo a identificação de pequenas lesões ou o comprometimento destas estruturas por tumores glóticos e supraglóticos. A pesquisa de paralisia de cordas vocais também é potencializada pela manobra.

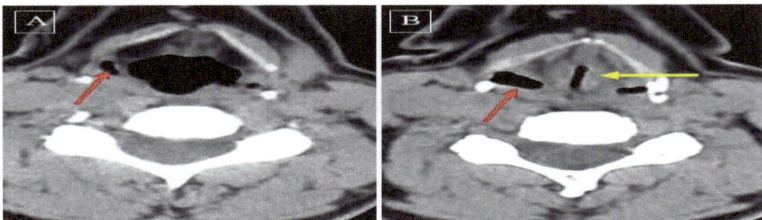

Boca aberta: evitar artefatos devido à amálgama. Realizar em todos os pescoços, com exceção de pacientes que não possuem amálgamas ou artefatos visíveis na região dos dentes.

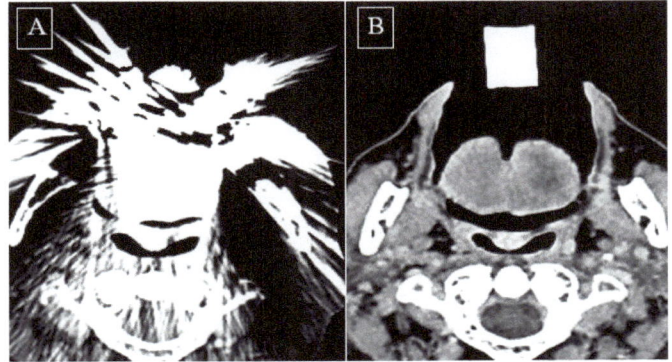

Manobra de Muller: o paciente deverá segurar o nariz com uma das mãos e fazer uma inspiração dinâmica (como se estivesse tomando em um canudinho), o nariz tem que estar fechado para forçar a glote e as vias aéreas superiores. Esta manobra avalia a apneia obstrutiva do sono (AOS), identificar alterações das fossas nasais, avaliar a presença de úvula longa, pilar amigdaliano posterior redundante e flácido, palato mole longo, hipertrofia de amígdalas faríngea e lingual, pregas faríngeas redundantes em parede posterior e, ainda, posição e dimensão da base da língua. A aquisição deve ser da região infraorbitária até terminar a tireoide.

Galeria de Imagens

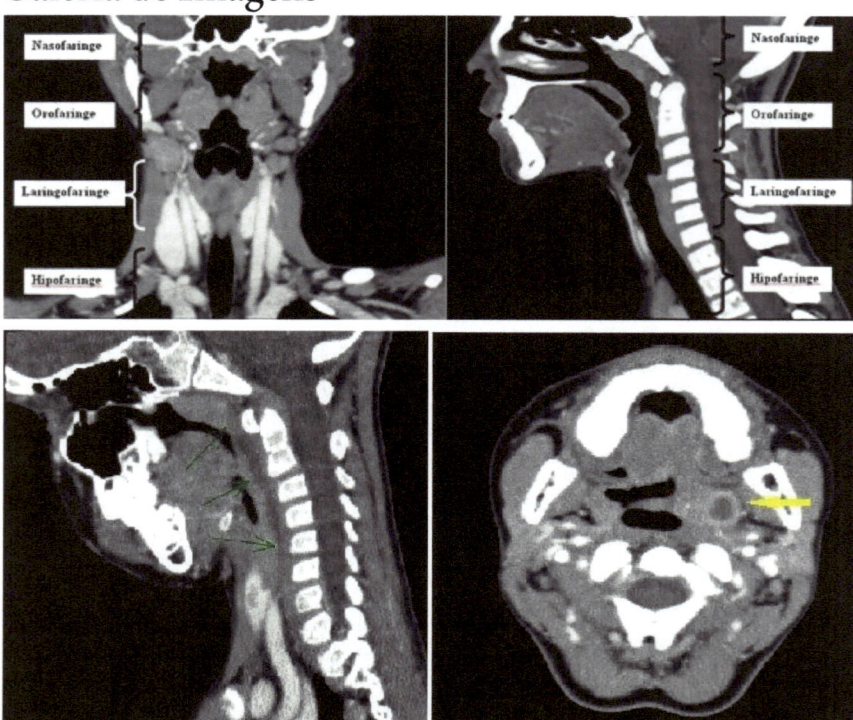

Abscesso retrofaringeo

Abscesso amigdaliano

TC Tórax

Principais indicações
Principalmente *check up* e infecções de vias aéreas superiores (IVAS), como pneumonia. Entre outros, temos: neoplasia pulmonar, controle de nódulos, DPOC (doença pulmonar obstrutiva crônica), bronquiectasias, asma, doenças do colágeno (esclerodermias, síndrome de Sjögren, lúpus), bronquiolite obliterante com pneumonia organizada (BOOP), doenças intersticiais, linfonodomegalias, avaliação de enfisema, pneumotórax.

Anamnese
Dor (pontual ou que irradia para algum dos membros)? Tosse (seca ou produtiva)? Febre (alta ou baixa)? Dispnéia (falta de ar)? Viagem ao exterior recente (principalmente áreas endêmicas)? Trauma?

Posicionamento
Paciente: decúbito dorsal com o suporte de perna, pés para dentro do *gantry* e braços para cima. Não elevar os braços em pacientes com mastectomia recente.
Laser de referência e zero da imagem: alinhamento com a linha mamária (horizontal), altura das axilas (lateral), aproximadamente nas axilas, centro no esterno (vertical) e zero na região do mento.
Proteções radiológicas: protetor de chumbo no abdome e óculos.

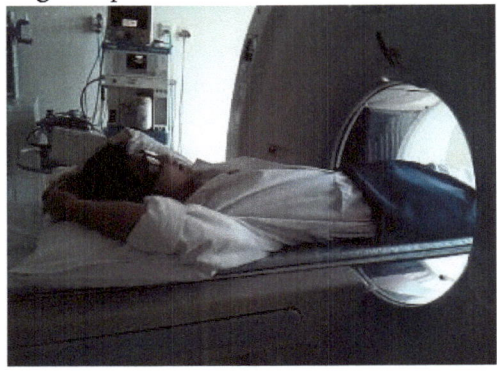

Programação do exame
Orientação da aquisição: craniocaudal.
Limite superior: ápice pulmonar.
Limite inferior: pólo renal superior.
Observações: em caso de trauma, adquirir todas as costelas. Solicitar apneia inspiratória durante a aquisição do exame.

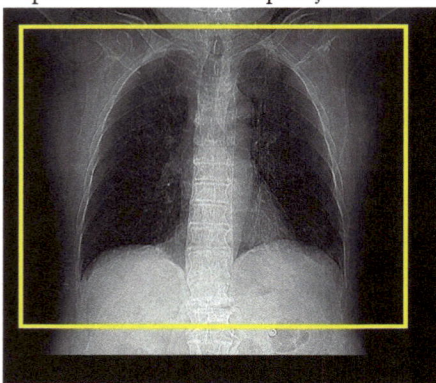
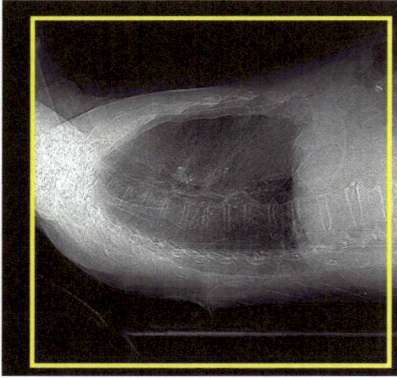

Contraste Endovenoso
A maioria dos exames de tórax é sem contraste (pneumonia, *check up*, nódulo pulmonar, IVAS). Porém, pode-se utilizar o contraste em alguns casos como:
- Avaliar estruturas vasculares (arco aórtico, artéria pulmonar).
- Avaliar derrames pleurais.
- Tumores (nódulos) com invasão para o mediastino.
- Traumas graves com risco de lesão vascular (acidente automobilístico, queda do cavalo, atropelamento). Nesse caso, sempre fazer uma fase sem contraste antes para avaliar hematomas intramurais.
- Tuberculose.
- Avaliação de linfonodos.

Volume: 1,2 ml/kg (mín: 70 ml/máx: 150 ml).
Fluxo: 3,0 ml/s.
Tempo de disparo: após 1 minuto de injeção.

Checklist para interpretação de TC de tórax

Sempre avaliar as estruturas nas janelas apropriadas. Analisar o parênquima pulmonar em uma janela de mediastino, por exemplo, pode mascarar áreas "em mosaico".

Janela de mediastino (WW: 50 UH/WL: 350 UH)

- **Partes moles:** verificar linfonodos axilares (tamanho e número normais?), mamas (lesões malignas, próteses?).
- **Mediastino:** quatro locais típicos de linfonodos (anterior ao arco da aorta, janela aortopulmonar, subcarinal, próximo à aorta descendente), coração e artérias coronárias (esclerose? derrame pericárdico?), região hilar (configuração e tamanho dos vasos, lobulados e aumentados?), hipertensão pulmonar (dilatação da artéria pulmonar)? Não confundir o timo com tumor. Não confundir vasos com linfonodos (observar níveis adjacentes). A utilização de janelas mais amplas (WW: 800 UH/WL: 100 UH) facilita a observação de pequenos nódulos e placas pleurais (pode-se utilizar o MIP para localização dos nódulos).

Janela de pulmão (WW: 1500 UH/WL: -750 UH)

- **Pleura:** verificar presença de placas, calcificação, derrame pleural, pneumotórax.
- **Parênquima pulmonar:** padrão normal de ramificação e calibre dos vasos? Oligemia vascular somente nas fissuras interlobares (o normal é apenas na periferia)? Bolhas? Focos pulmonares? Infiltrados inflamatórios (consolidações? Atelectasias?). Janelas mais estreitas facilitam a observação de enfisema e padrão "em mosaico".

Janela de osso (WW: 1800 UH/WL: 400 UH)

- **Lesões ósseas:** descartar fraturas (descontinuidade cortical óssea, presença de ar) de arcos costais, escápula, vértebras.

Observações adicionais

- Pacientes muito obesos e/ou que não conseguem elevar os membros superiores: aumentar a dose de radiação e colocar algo para afastar os

cotovelos do tórax (braços esticados em cima de um travesseiro, por exemplo). Sempre tentar erguer ao menos um membro para cima, pois diminui muito o artefato gerado.
- Avaliar necessidade de aquisições adicionais*.
*Expiração: essencial para avaliação de comprometimento de pequena via respiratória (asma/BOOP) e pneumonite de hipersensibilidade. Realizar também em caso de constatação de áreas "em mosaico" na inspiração.
Decúbito ventral: caso haja dúvida da presença de opacidades basais posteriores que podem mimetizar doença intersticial incipiente, principalmente em pacientes com doença do colágeno como esclerodermia. Realizar diretamente em decúbito ventral, caso já se saiba desse tipo de doença de base no paciente (colagenoses, intersticiopatias pulmonares, pneumonia intersticial não específica (NSIP-PINE), lúpus eritematoso sistêmico (LES), esclerodermia, esclerose sistêmica, síndrome CREST, doença mista do tecido conjuntivo, dermatopolimiosite, artrite reumatoide, síndrome de Sjögren, síndrome anti-sintetase).

Protocolos específicos

TC árvore brônquica/TC traquéia
Indicado para avaliação de traqueobroncomalácia. Exame sem contraste, realizando manobra específica de expiração. Na expiração dinâmica, pede-se para o paciente soltar o ar com força pela boca ao mesmo tempo em que ocorre a aquisição.

Programação do exame
Orientação da aquisição: craniocaudal.
Limite superior: início da traquéia (altura do hióide).
Limite inferior: fim do tórax (inspiração) e abaixo da carina (expiração dinâmica).

Galeria de Imagens

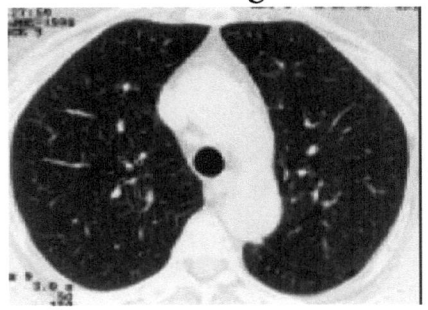

Inspiração

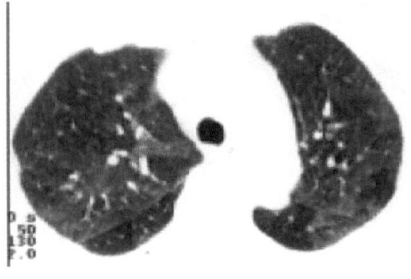

Expiração

Nódulo pulmonar

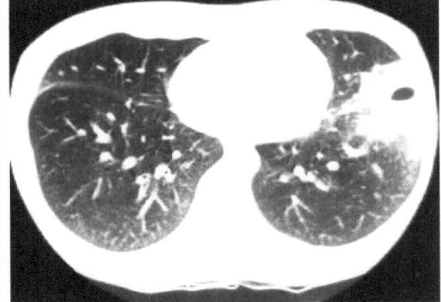

Consolidação pulmonar

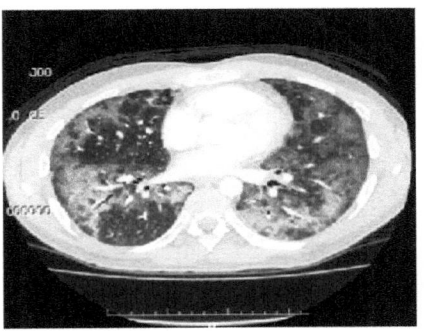

"Vidro fosco"

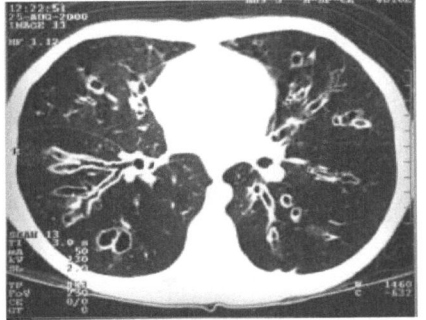

Bronquiectasias

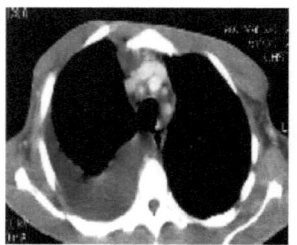 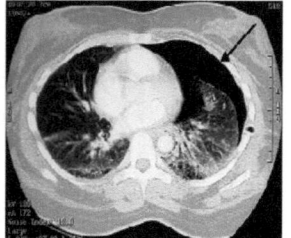 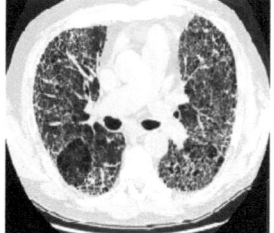

Derrame pleural   Pneumotórax   Fibrose pulmonar

TC Abdome

Principais indicações
O exame de abdome pode ser subdividido em abdome superior e inferior (pelve). Além disso, os exames de abdome podem ser divididos basicamente em quatro grandes grupos: abdome agudo (apendicite, colecistite, diverticulite, apendagite, oclusão ou suboclusão intestinal, pancreatite), avaliação hepática (nódulos, cirrose, pré ou pós-transplante, hemangiomas), rins e vias urinárias (litíase, nódulo renal, hematúria, pré e pós-transplante, pielonefrite) e traumas. É comum em pacientes internados a pesquisa de coleções abdominais e pneumoperitônio após procedimentos cirúrgicos.

Anamnese
Dor (pontual ou difusa)? Em que região (baixo ventre, lombar, epigástrica)? Febre (infecções)? Tempo dos sintomas (anotar de preferência em ordem cronológica)? Episódio único? Cirurgias prévias? Antecedente clínico prévio conhecido (cálculo, hepatite, tumor)? Alterações urinárias (disúria, hematúria)? Náuseas (com ou sem vômito)? Diarréia? Constipação? Abdome distendido (ascite)? Melena (enterorragia)?

Posicionamento
Paciente: decúbito dorsal com o suporte de perna, pés para dentro do *gantry* e braços para cima. Não elevar os braços em pacientes com mastectomia recente.
Laser de referência e zero da imagem: alinhamento com a linha mamária (horizontal), altura no meio do abdome (lateral), centro no esterno (vertical) e zero na região da linha mamária.
Proteções radiológicas: protetor de chumbo no abdome e óculos.

Programação do exame
Orientação da aquisição: craniocaudal.
Limite superior: cúpulas frênicas, acima do fígado (abdome superior) ou crista ilíaca (abdome inferior).

Limite inferior: crista ilíaca (abdome superior) ou sínfise púbica (abdome inferior).

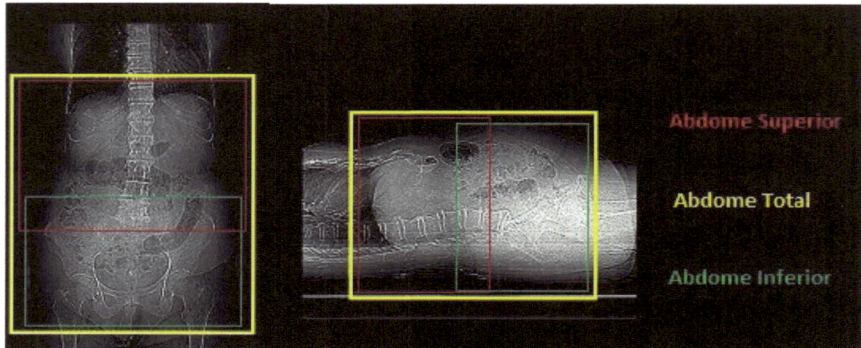

Programação de abdome.

Contraste Endovenoso

Para uma avaliação adequada do abdome, a fase contrastada é essencial. Logo, a maioria dos exames de abdome é com contraste endovenoso. A fase sem contraste é dispensável na maioria dos casos, porém essencial em algumas situações:
- Traumas (verificar sangramentos, hematomas).
- Avaliação de hematúria (uro-CT).
- Avaliação hepática (nódulos e esteatose).
- Avaliação de nódulo renal (tumores, cistos).
- Avaliação das adrenais.

Volume: 1,2 ml/kg (mín: 70 ml/máx: 150 ml). Para avaliação hepática*, uro-CT, tumor renal, enterotomografia**, utilizar 1,7 ml/kg.
Fluxo: 3,0 ml/s.
Tempo de disparo: após 1 minuto de injeção.
Observações: aumentar o fluxo (3,5-4,0 ml/s) para pacientes muito obesos, se possível.
*utilizar fluxo mais alto (5,0-6,0 ml/s) para pacientes hepatopatas (cirrose, hepatocarcinoma), pois melhora a visualização de lesões hipervasculares.
** o fluxo padrão da enterotomografia é 4,0 ml/s.
Da mesma forma, existem casos em que a fase com contraste é dispensável:
- Avaliação de hérnias.

- Litíase.
- Quantificação de gordura visceral.
- Apenas avaliar a esteatose hepática.
- Verificar pneumoperitônio.
- Colonoscopia virtual.
- Protocolo de adrenal do hospital (verificar com o radiologista).

Contraste Oral (VO)

Um bom preparo prévio é fundamental para um bom exame de abdome. Esse preparo pode ser realizado com água (contraste negativo) ou iodo (contraste positivo) e serve para distender as alças abdominais e o estômago, permitindo a avaliação parietal desses órgãos e do trânsito intestinal. Sem um bom preparo, as alças ficam colabadas, dificultando a análise das paredes (presença de lesões parietais, espessamentos) e pontos de oclusão ou suboclusão.

O contraste negativo (água) serve na maioria dos casos, pois ela é facilmente aceita, de menor custo e permite uma boa visualização das alças. No entanto, o contraste positivo é recomendado em alguns casos:

- IMC < 20 kg/m² (pacientes magros possuem pouca gordura visceral, dificultando a análise das alças, que ficam muito juntas).
- Cirurgias gastrointestinais prévias (gastrectomia, retirada de parte do intestino delgado). Útil para avaliação de possíveis fístulas e anastomoses.
- Pesquisa de coleções abdominais (atenção a cirurgias recentes).
- Neoplasia de pâncreas ou esôfago operado.

O preparo padrão utilizado é de 45 minutos. Pede-se para o paciente tomar dois copos a cada quinze minutos, num total de seis a oito copos, sendo que os dois últimos devem ser tomados em sala antes de iniciar o exame (para distender o estômago). Em casos em que se deseja contrastar as porções mais distais do intestino (reto), avaliar a necessidade de contraste via retal ou um preparo mais longo.

Sempre verificar se o paciente não apresenta ascite elevada (pré ou pós-transplantes hepáticos ou renais) ou está com muita náusea e vômitos antes de orientar a ingestão do VO.

Em caso de enterorragia, não fazer VO positivo (pode mascarar sangramentos) e verificar a possibilidade de um protocolo de enterotomografia.

Preparos prévios específicos

Enterotomografia
É um exame específico para avaliação das alças intestinais (pólipos, enterorragia, doença de Crohn, tumor de intestino delgado). Nesse caso, o preparo é feito com polietilenoglicol (Muvinlax) dissolvido em água, seguindo um protocolo rígido de ingestão de grandes quantidades de líquido em pouco tempo:
- Tempo zero: 1000 ml em 20 minutos (1 copo a cada 5 min);
- Tempo 30 min: 400 ml (2 copos);
- Tempo 45 min: paciente deitado para início do exame.
Observação: não realizar Muvinlax em pacientes com diarréia intensa (> 6 evacuações/dia) ou vômitos intensos.

Colonoscopia Virtual
É um exame para avaliação de lesões no cólon (pólipos). Faz-se um preparo prévio um dia antes com um laxante para esvaziar o intestino das fezes. No dia do exame é realizada a injeção de gás carbônico com um aparelho específico (ou manualmente) para insuflar as alças intestinais. Após, são realizadas duas aquisições, uma em decúbito dorsal e outra em decúbito ventral, ambas sem contraste.

Uro-CT ou litíase
É um exame para avaliação das vias urinárias. Importante estar com a bexiga cheia. O preparo é com água e pode ser mais flexível. Basta o paciente referir estar com a bexiga cheia ou com vontade de urinar. Em casos em que o paciente não pode ou não consegue beber água, pode-se administrar soro fisiológico antes do exame. Fechar a sonda vesical antes do exame, caso ele possua.

Fases de aquisição

Ao contrário dos outros exames, o abdome apresenta algumas peculiaridades em relação às fases de aquisição, dependendo do momento que se quer observar em relação ao contraste. Basicamente, temos seis fases de acordo com o tempo de aquisição após a administração do contraste:

Sem contraste: fornece uma visão primária do abdome. Útil para avaliar lesões hiperdensas (cálculos), esteatose hepática e sangramentos.

Arterial (20-30s): fornece uma avaliação vascular das artérias abdominais. Útil para avaliar os vasos arteriais do abdome (estenoses, aneurismas, dissecções) e lesões hipervascularizadas que contrastam nessa fase (hemangiomas, alguns tumores). No caso de exames renais, essa fase também é chamada de corticomedular (30-40s).

Portal ou venosa (60-80s): fornece uma visão geral mais completa do abdome do que na fase arterial e sem contraste. Permite tanto a avaliação vascular venosa como a análise do parênquima dos órgãos abdominais (fígado, rins, pâncreas). Útil para avaliar a veia porta, alças intestinais (melhor realce parietal nessa fase), lesões hipovascularizadas. Para avaliação apenas da veia porta, vale a pena reduzir um pouco o delay (45-60s). No caso de exames renais, essa fase também é chamada de nefrográfica (70-90s).

Equilíbrio (~70s): como o próprio nome já diz, fornece uma visão de equilíbrio na opacificação dos órgãos (padrão homogêneo), sem predomínio vascular.

Tardia (>180s): nessa fase estuda-se o enxágue hepático (*wash out*). Algumas lesões retêm contraste ou eliminam-no lentamente. Outras apresentam uma contrastação tardia, que só é bem visualizada nessa fase.

Excretora (>300s): utilizada para avaliação das vias urinárias (pelve renal, ureteres, bexiga). Nessa fase, estuda-se a eliminação do meio de contraste. Após o tempo, podemos chacoalhar o abdome do paciente ou deixarmos ele um pouco em posição ventral, no intuito de homogeneizar o contraste na bexiga, evitando que ela só fique opacificada na região posterior.

Observações: os tempos citados são para um fluxo padrão de 3 ml/s. Para fluxos menores (1 a 2 ml/s) e pacientes com uma circulação mais lenta, vale a pena ajustar os tempos, por exemplo aumentar o *delay* para 90 a 100 segundos na fase portal.

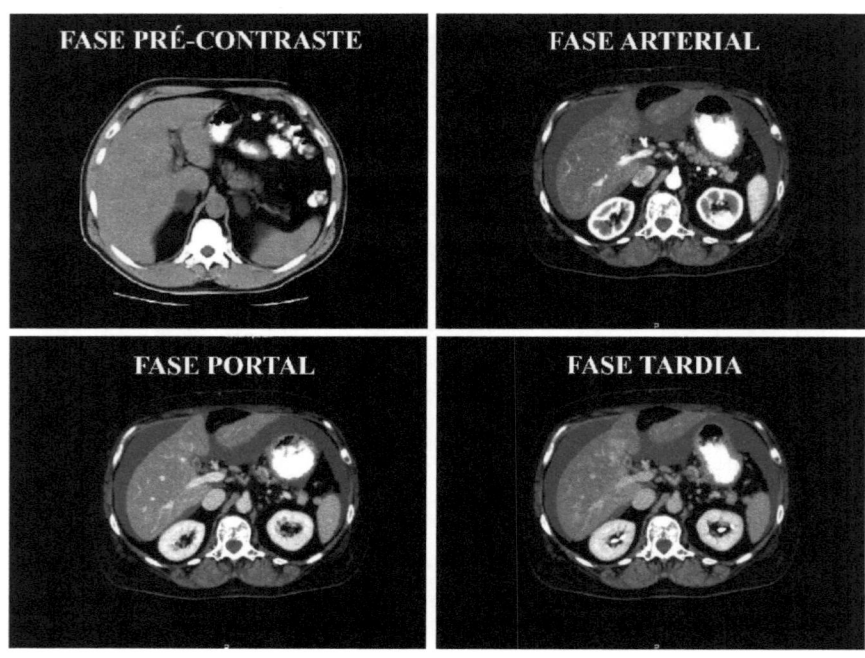

Checklist para Interpretação de TC de Abdome

O exame de abdome apresenta muitas estruturas a serem observadas ao mesmo tempo. O ideal é avaliar os órgãos internos que ficam no mesmo plano transversal (fígado e baço; pâncreas e supra renais), observando principalmente uniformidade do parênquima, tamanho e presença de massas, espessamentos. Para facilitar o estudo de iniciantes, recomenda-se analisar cada órgão sistematicamente até obter experiência e prática suficiente para conseguir avaliar a presença de patologias em duas ou três passagens pelas imagens.

Janela de partes moles (WW: 50 UH/WL: 350 UH)
Por motivos didáticos, essa seção será separada por estruturas

Parede abdominal: hérnias, linfonodomegalias (principalmente as regiões peri umbilical e inguinal)?

Fígado:
Morfologia - tamanho e contornos normais (bordas rombas)? Ou aumentado (hepatomegalia) e contornos lobulados (hepatopatia)?
Parênquima - homogêneo sem lesões focais e superfícies bem definidas (normal)? Hipodensidade difusa com vasos hiperdensos (esteatose hepática)? Aumento da densidade (hemocromatose)? Presença de ar (pneumobilia, comum em pós-cirúrgico)?
Presença de lesões focais - lesão homogênea, hipodensa, arredondada e de contorno definido, sem realce pelo contraste (cisto benigno)? Lesão arredondada com realce (metástases, abscessos)? Lesão com realce heterogêneo (hemangioma, carcinoma)? Calcificações (hiperdensidade focal)?
Ascite - lâmina hipodensa (semelhante à água) nas bordas hepáticas.

Para uma melhor avaliação hepática vale a pena sempre realizar um estudo sem contraste seguido por um estudo trifásico (arterial, portal e tardio). Essencial em hepatopatas, avaliação de nódulos hepáticos, histórico de tumores hipervasculares com risco de metástase, cirrose, pré e pós-transplantados.
Sem contraste: parênquima homogêneo, sem realces focais, vasos hipodensos.
Arterial: opacificação dos vasos arteriais (artéria hepática comum e própria, artéria mesentérica superior, artéria esplênica, veia porta). Lesões hipervascularizadas costumam realçar nessa fase. Em hepatopatas o parênquima hepático pode apresentar um realce heterogêneo (distúrbio de perfusão). Sempre utilizar fluxo de contraste alto, se possível (>4 ml/s).
Portal: opacificação homogênea do parênquima hepático. Pico de contrastação da veia porta e do sistema venoso. Cistos são visualizados mais facilmente nessa fase.
Tardia: enxágue hepático. O parênquima apresenta uma contrastação semelhante à fase sem contraste, homogêneo. Algumas lesões realçam apenas nessa fase, apresentando-se brancas na imagem (principalmente lesões cicatriciais que retém o contraste).
Analisar o fígado com janelas mais estreitas pode facilitar a visualização de pequenas lesões.

Vesícula biliar e vias biliares:
Parede fina, bem definida? - espessamento parietal edematoso pode indicar colecistite aguda (empiema?). Espessamento intraluminal com base parietal sem calcificação pode ser um pólipo.
Cálculos (colecistolitíase)? - calcificação periférica em "casca de ovo": vesícula em porcelana (pré-cancerosa), sedimentação intraluminal (lama biliar).
Dilatação das vias biliares intra-hepáticas (colestase)? - pode corresponder a uma obstrução das vias, um tumor de colédoco ou colangite.
Presença de ar nas vias biliares (aerobilia)? - normal após cirurgias do colédoco, pâncreas, mas pode também indicar abscesso (bactérias anaeróbicas formadoras de gás).
Na suspeita de colangiocarcinoma, tumores de vesícula ou colecistite aguda → realizar exame trifásico. A fase arterial é importante no realce dos ductos biliares e alguns tumores apresentam padrões semelhantes na fase portal, mas que diferem na fase arterial e tardia:
Hepatocarcinoma → pico de contrastação na fase arterial
Colangiocarcinoma → pico de contrastação na fase tardia; ambos iguais na fase portal.
Pacientes que retiraram a vesícula (colecistectomia) apresentam um clipe na região (hiperdenso na imagem).

Baço: parênquima semelhante ao fígado. Na fase arterial apresenta padrão marmóreo em manchas de "pele de leopardo" (realce heterogêneo pelo contraste, fisiológico). Na fase portal apresenta realce homogêneo igual ao fígado.
Morfologia - tamanho normal ou aumentado* (esplenomegalia)? *Comum em hipertensão portal, leucemia/linfoma, mielofibrose e anemia hemolítica.
Defeito de perfusão em cunha → infarto.
Lesão redonda periesplênica, isodensa ao parênquima esplênico → baço acessório, linfonodos.
Traumas - verificar sangramentos (hiperdensidades).

Pâncreas:
Morfologia - parênquima bem definido e contorno irregular. Observar o ducto pancreático (ducto de Wirsung), onde desemboca o ducto colédoco e a gordura peripancreática.
Pancreatite aguda - dilatação difusa com limites mal definidos e exsudato, densificação da gordura peripancreática.
Pancreatite crônica - órgão atrófico, ductos dilatados, calcificações, pseudocistos.

Glândulas suprarrenais:
Morfologia - localização logo acima dos rins em forma de Y invertido.
Lesões expansivas - sem realce na fase sem contraste (≤10 UH) → adenoma (dispensável o uso do contraste). Se >10 UH, realizar um protocolo de adrenal.

Rins, ureteres e bexiga:
Rins - parênquima homogêneo e contorno regular. Presença de cálculos pielocaliciais, obstrutivos ou não? Morfologia típica (formato de feijão) ou atrófico (afilamento da cortical renal, redução do tamanho)? Edema perirrenal? Presença de nódulos (cistos simples, septados, calcificações, angiomiolipomas)? Defeito de perfusão hipodenso e em cunha (infarto renal)? Espessamento parietal irregular do cisto com realce por contraste, processo expansivo heterogêneo indicam malignidade. Em caso de suspeita de tumor renal é imprescindível uma fase arterial. Os rins apresentam um padrão de contrastação bem característico no exame trifásico. Na fase arterial há forte contrastação do córtex renal, enquanto a pelve fica hipocontrastada. Na fase nefrográfica o rim apresenta um realce homogêneo (áreas hipodensas nessa fase podem indicar pielonefrite). Na fase tardia ou excretora, a pelve fica com forte realce enquanto córtex fica hipocontrastado (inverso da fase arterial).
Ureteres - dilatados (hidronefrose)? Presença de cálculo obstrutivo (principalmente na JUP e JUV)? Parede espessada (carcinoma, sinais de passagem de cálculo)? Excreção simétrica do meio de contraste?
Observações: JUP (junção ureteropiélica) e JUV (junção ureterovesical).

Cálculos com densidade maior que 800-900 UH têm menor chance de quebrar em tratamento com litotripsia.
Bexiga - boa repleção, paredes lisas e finas? Espessamento parietal difuso, bexiga trabeculada (cistite)? Espessamento parietal focal, crescimento polipóide em direção à luz (suspeita de malignidade)? Em alguns casos de dúvida de cálculo na JUV pode-se realizar uma sequência em decúbito ventral. Se o cálculo já estiver na bexiga, ele irá se mover.

Órgãos genitais:
Homens - próstata uniforme e de tamanho normal ou aumentada (hiperplasia prostática)? Calcificações na próstata (prostatite)? Lesão expansiva hipodensa, isodensa à água na bolsa escrotal (hidrocele, varicocele)?
Mulheres - espessamento nodular do miométrio (miomas, outros tumores)? Histerectomia (retirada do útero)? Ovários (cistos hemorrágicos, cisto de corpo lúteo → lesão arredondada com hipodensidade no interior)?
Crescimentos além dos limites do órgão, infiltração da parede do reto, bexiga indicam malignidade.

Trato gastrointestinal:
Bem definido? Espessura normal das paredes? Estenoses ou dilatações? Presença de cirurgias gastrointestinais (colostomia, ileostomia, gastrectomia)? Presença de material hiperdenso podem corresponder aos fios de sutura de cirurgias prévias.
Espessamento parietal difuso generalizado → colite, isquemia mesentérica, linfoma.
Espessamento parietal segmentar → doença de Crohn.
Níveis hidroaéreos na luz e dilatação → atonia intestinal até o íleo, suboclusão intestinal?
Ar livre no abdome → perfuração.
Ar intramural → necrose da parede intestinal (isquêmica ou inflamatória) ou divertículo.
A separação entre as alças é muitas vezes de difícil análise, principalmente em indivíduos muito magros. Por isso, um bom preparo com contraste oral é importante.

Um dos motivos mais comuns de pedido de TC de abdome no pronto-atendimento é o abdome agudo. Nesses casos vale a pena seguir a orientação:
Dor lombar direita ou esquerda (às vezes com irradiação para a pelve) → litíase?
Dor em flanco esquerdo → diverticulite aguda?
Dor em flanco direito → apendicite aguda, colecistite?
Dor súbita epigástrica que irradia para as costas → pancreatite aguda?
Se disponível, verificar os exames laboratoriais (amilase, ALT, AST, hemograma), pois podem orientar melhor qual protocolo a ser utilizado.

Vasos sanguíneos/retroperitônio:
Vasos - verificar isquemias, estenoses, dilatações (aneurismas) ou dissecções (*flaps*).
Retroperitônio - espessamento reticulonodular do peritônio com projeções nodulares, ascite, densificação da gordura, aumento do número de linfonodos → carcinomatose peritoneal.
Linfonodos - avaliar linfonodomegalias. Locais principais: mesentéricos, retrocurais, para-aórticos, parailíacos, parainguinais.
Sempre avaliar os linfonodos mesentéricos. Geralmente ocorre um aumento no número/tamanho em infecções, inflamações e tumores.

Janela de osso (WW: 3000 UH/WL: 500 UH)
- **Lesões ósseas:** verificar lesões escleróticas e líticas, metástase.

Observações Adicionais
- Para exame de abdome superior, não há necessidade de preparo VO de 45 minutos, apenas alguns copos em sala para distender o estômago.
- Não utilizar VO positivo quando o exame for para avaliação vascular.
- Em exame para quantificação de gordura visceral, trocar o paciente com o avental da instituição e pedir para que ele fique sem roupas íntimas para não marcar a pele e o corpo. Não cortar a pele durante a aquisição.
- Sempre dar alguns copos de água ou contraste em sala, logo antes do exame, para distender o estômago (independente de quanto o paciente já tomou anteriormente).

Protocolos específicos

Doador renal
Protocolo com o intuito de diminuir a exposição do paciente à radiação.
Fases: sem contraste, arterial, nefrográfica e excretora.
Modo de injeção: fracionada com volume fixo de contraste (145 ml).
Fluxo: 3-4 ml/s.
Ao contrário de um protocolo renal padrão, utilizamos a injeção fracionada de contraste de forma que conseguimos obter as três fases (arterial, nefrográfica e excretora) em uma única aquisição, diminuindo a dose de radiação consideravelmente.
Protocolo: instala-se soro fisiológico de 250 ml no preparo do paciente. Depois da fase sem contraste, injeta-se 30 ml de contraste + 20 ml de soro e aguarda-se de 7 a 10 minutos. Esse contraste será utilizado para avaliação da fase excretora. Após esse tempo, programa-se o exame em uma única fase e começa-se a injeção de 50 ml de contraste. Esse contraste será utilizado para avaliação da fase nefrográfica. Aguarda-se um delay de 20 segundos e injeta-se 65 ml de contraste juntamente com a sequência (realizar a escopia do contraste um pouco acima das artérias renais e soltar manualmente). Esse contraste será utilizado para avaliação da fase corticomedular/arterial.

Avaliação de glândulas suprarrenais (protocolo de *wash out*)
O exame geralmente é feito sem contraste endovenoso. Será realizado o contraste endovenoso apenas nos casos que o nódulo observado tenha densidade superior a 10 UH. Caso igual ou inferior a 10 UH, não há necessidade de contraste.
Fases: sem contraste, 75 segundos após a injeção e 10 minutos após a injeção.
Modo de injeção: única (100 ml).
Fluxo: 2 ml/s.
Devem ser realizadas medidas de densidade em todas as fases e calculado a porcentagem de *wash out*.
Porcentagem de *wash out* ≥ 60% → benignidade (adenoma).
Porcentagem relativa de *wash out* ≥ 40% → benignidade (adenoma).

Porcentagem absoluta de *wash out*: $\frac{densidade\ portal - densidade\ tardia}{densidade\ portal - densidade\ sem\ contraste}$ x 100%

Porcentagem relativa de *wash out*: $\frac{densidade\ portal - densidade\ tardia}{densidade\ portal}$ x 100%

Galeria de Imagens

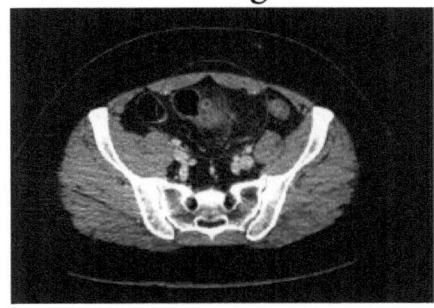

Diverticulite agua

Apendicite aguda

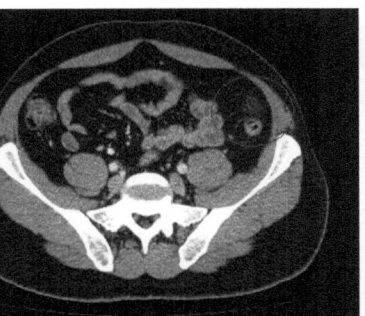

Apendagite

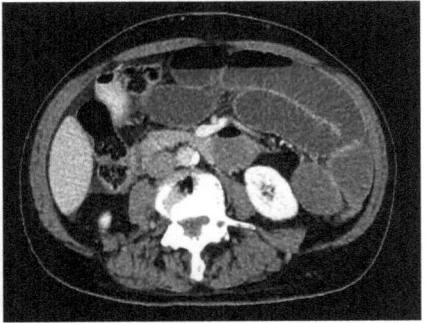

Suboclusão intestinal

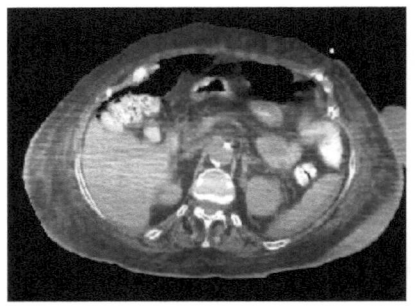
Pneumoperitônio

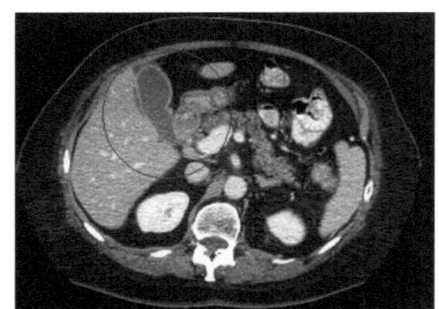
Colecistite aguda

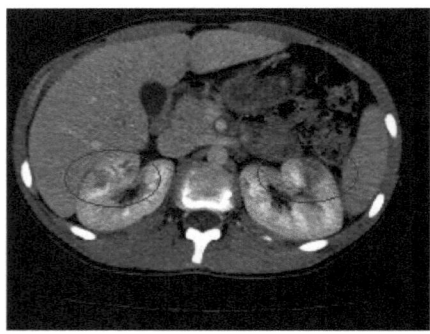
Pielonefrite

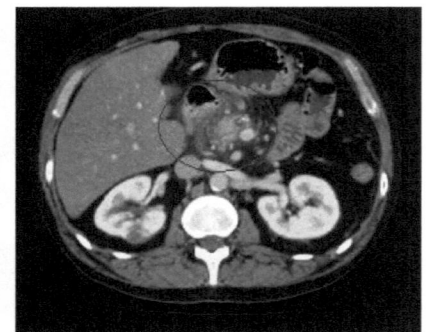
Pancreatite aguda

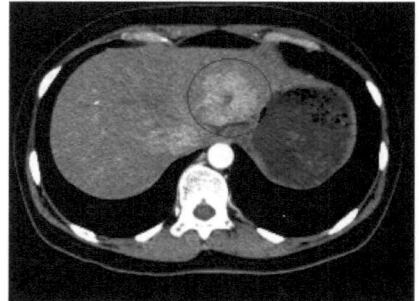
Hemagioma hepático (arterial)

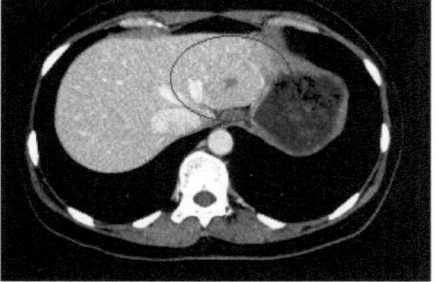
Hemangioma hepático (portal)

TC Músculo Esquelético

Principais indicações
Na maioria dos casos, traumas ou dores (hérnias discais na coluna). Entre outras indicações: pré e pós-operatório, determinação de medidas e ângulos das articulações, controle de consolidação de fraturas e tumores.

Anamnese
Idade? Dor (pontual ou difusa)? A dor irradia para algum dos membros? Trauma recente ou antigo? Sinais traumáticos visíveis (vermelhidão, hematoma, edema)? Restrição ao movimento? Piora da dor em algum movimento específico? Formigamento, perda de sensibilidade? Cirurgias prévias? Antecedente clínico prévio conhecido (reumatismo, osteoporose).

Posicionamento
Os exames de musculoesquelético não são muito frequentes no setor (a grande maioria dos diagnósticos se faz com raio X ou a ressonância magnética é mais indicada). O posicionamento costuma ser a parte mais complicada do exame, pois o paciente muitas vezes possui alguma restrição ao movimento. A idéia é tentar colocar a estrutura de interesse o mais próximo possível do centro do tomógrafo. A aquisição deve incluir toda a estrutura a ser estudada e suas articulações.

Coluna Cervical (C1 a C7)
Paciente: decúbito dorsal com o suporte de cabeça, crânio para dentro do *gantry* e braços para baixo com o extensor de ombros.
Laser de referência e zero da imagem: alinhamento com os olhos (horizontal), altura no meio do pescoço (lateral), centro no nariz (vertical) e zero na região das clavículas.
Proteções radiológicas: protetor de chumbo no abdome.
Programação do exame
Orientação da aquisição: caudocranial.
Limite superior: forame magno, base do crânio.

Limite inferior: D1, próximo às clavículas.

Coluna Dorsal (D1 a D12)
Paciente: decúbito dorsal com o suporte de pernas, pés para dentro do *gantry* e braços para cima.
Laser de referência e zero da imagem: alinhamento com a linha mamária (horizontal), altura no terço posterior do tórax (lateral), centro no esterno (vertical) e zero na região do mento.
Proteções radiológicas: protetor de chumbo no abdome e óculos.
Programação do exame
Orientação da aquisição: craniocaudal.
Limite superior: D1, acima das clavículas.
Limite inferior: D12, englobando a L1.
Observações: verificar as costelas, pois facilitam a identificar a última vértebra dorsal.

Coluna Lombar (L1 a L5)
Paciente: decúbito dorsal com o suporte de pernas, pés para dentro do *gantry* e braços para cima.
Laser de referência e zero da imagem: alinhamento com a linha mamária (horizontal), altura no terço posterior do abdome (lateral), centro na cicatriz umbilical (vertical) e zero na região do processo xifóide.
Proteções radiológicas: protetor de chumbo na tireoide e óculos.
Programação do exame
Orientação da aquisição: craniocaudal.
Limite superior: L1, incluindo a D12.
Limite inferior: L5, englobando S1.
Observações: atenção à presença de vértebra de transição (VT).

Coluna Sacral (S1 ao cóccix)
Paciente: decúbito dorsal com o suporte de pernas, pés para dentro do *gantry* e braços para cima.
Laser de referência e zero da imagem: alinhamento com a linha mamária (horizontal), altura no terço posterior do abdome (lateral), centro na cicatriz umbilical (vertical) e zero na região das cristas ilíacas.

Proteções radiológicas: protetor de chumbo na tireoide e óculos.
Programação do exame
Orientação da aquisição: craniocaudal.
Limite superior: S1, englobando a L5.
Limite inferior: S5, incluindo todo o cóccix.

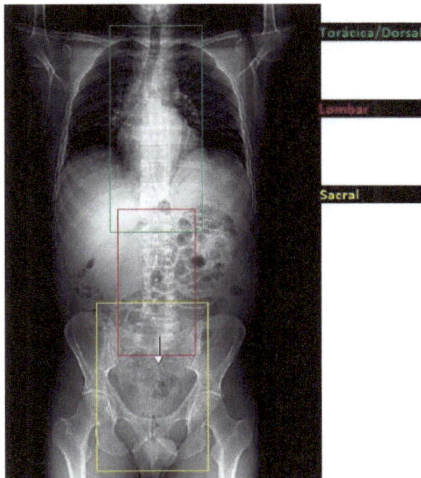
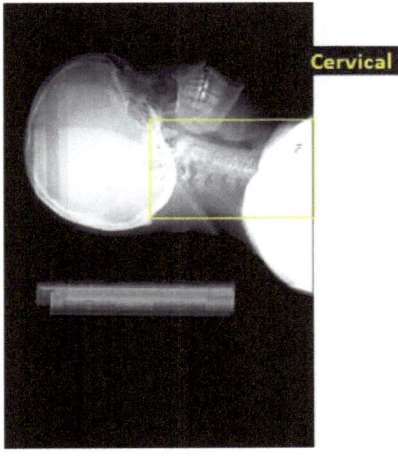

Bacia/Quadril (articulação coxofemoral)

Paciente: decúbito dorsal com o suporte de pernas, pés para dentro do *gantry* e braços para cima.

Laser de referência e zero da imagem: alinhamento com a crista ilíaca (horizontal), altura no centro da coxa (lateral), centro da cicatriz umbilical (vertical) e zero na região das cristas ilíacas.

Proteções radiológicas: protetor de chumbo na tireoide e óculos.
Programação do exame
Orientação da aquisição: craniocaudal.
Limite superior: acima das cristas ilíacas (bacia) ou espinha ilíaca ântero superior (quadril).
Limite inferior: sínfise púbica (bacia) ou trocânter menor do fêmur, incluindo o ísquio e todo o acetábulo (quadril).
Observações: lateralizar o paciente para centralizá-lo no *gantry*, caso seja quadril unilateral.

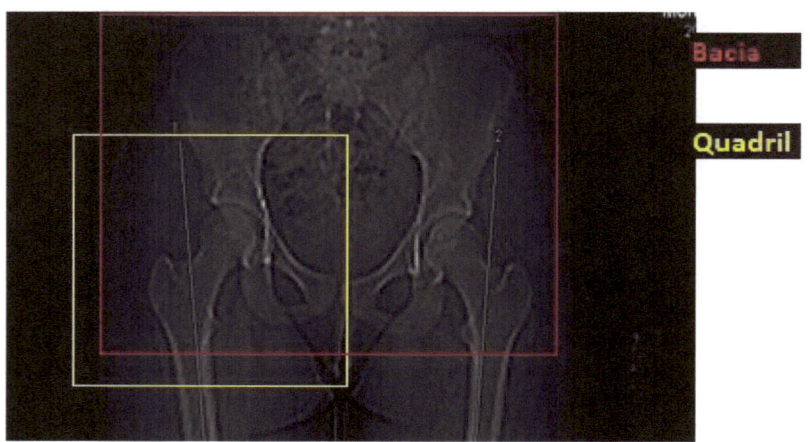

Clavícula/Ombro/Escápula

Paciente: decúbito dorsal com o suporte de pernas, crânio para dentro do *gantry* e braços para baixo (bilateral) ou o braço de estudo para baixo e o membro oposto para cima (unilateral), para diminuir o artefato na região dos ombros.

Laser de referência e zero da imagem: alinhamento com os ombros (horizontal), altura no centro do ombro (lateral), centro no ombro (vertical) e zero na região do mento.

Proteções radiológicas: protetor de chumbo no abdome e óculos.

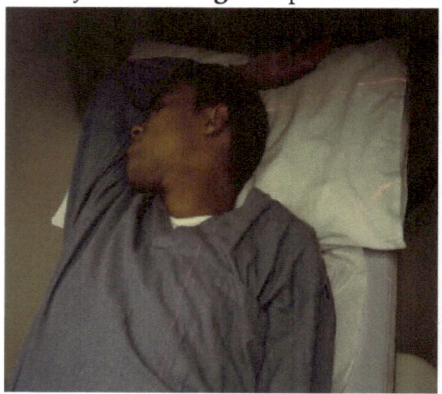
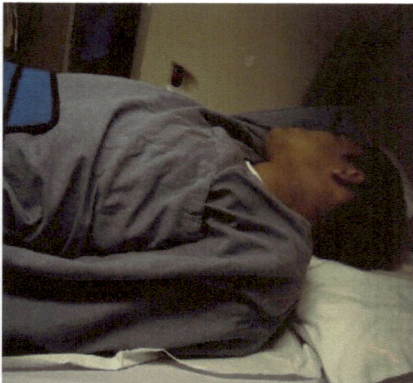

Programação do exame
Orientação da aquisição: craniocaudal.
Limite superior: acima da cabeça do úmero. Incluir as articulações (acromioclavicular, esternoclavicular, glenoumeral).
Limite inferior: meio do úmero, englobando toda a escápula.

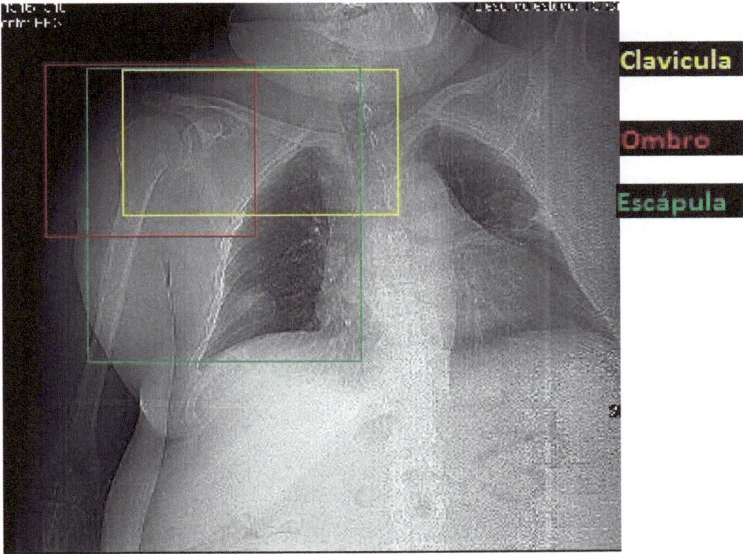

Esterno/Articulação esternoclavicular
Paciente: decúbito dorsal com o suporte de pernas, pés para dentro do *gantry* e braços para cima.
Laser de referência e zero da imagem: alinhamento com a linha mamária (horizontal), altura no centro do tórax (lateral), centro no esterno (vertical) e zero no mento.
Proteções radiológicas: protetor de chumbo no abdome e óculos.
Programação do exame
Orientação da aquisição: craniocaudal.
Limite superior: acima das clavículas.
Limite inferior: após processo xifóide.

Observações: se for para avaliar apenas articulação esternoclavicular, não é necessário adquirir todo o esterno, apenas a articulação. Em caso de trauma, adquirir todo o esterno.

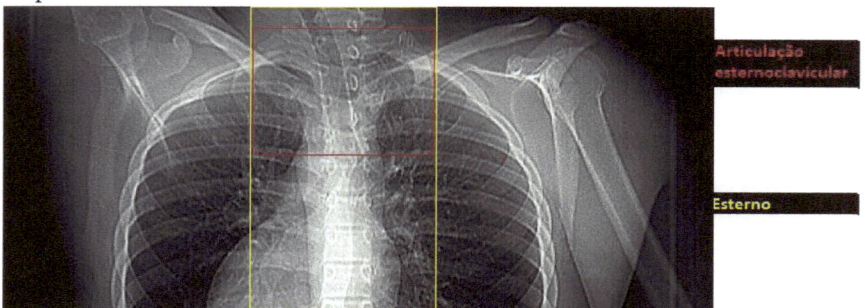

Braço/Antebraço

Paciente: posição do *"superman"*, decúbito ventral com o braço esticado para frente e a palma voltada para baixo (antebraço) ou braço pra baixo e membro oposto posicionado acima da cabeça (braço).

Laser de referência e zero da imagem: altura no centro do braço (lateral), centro no meio do braço (vertical) e zero acima do cotovelo (antebraço) ou acima do ombro (braço).

Proteções radiológicas: protetor de chumbo no abdome.

Observações: muitas vezes paciente não consegue realizar o posicionamento padrão, pois está com dor ou restrição ao movimento. Nesses casos, pode-se adquirir com o braço dobrado sobre o corpo.

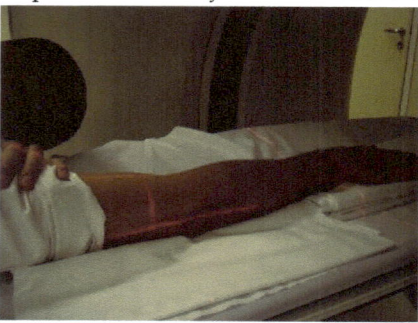
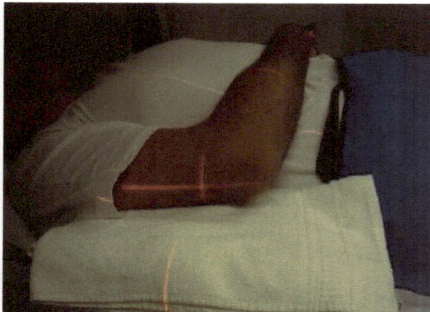

Programação do exame
Orientação da aquisição: craniocaudal.
Limite superior: acima do cotovelo (antebraço) ou acima do ombro (braço).
Limite inferior: após punho (antebraço) ou após cotovelo (braço).
Observações: sempre adquirir as articulações.

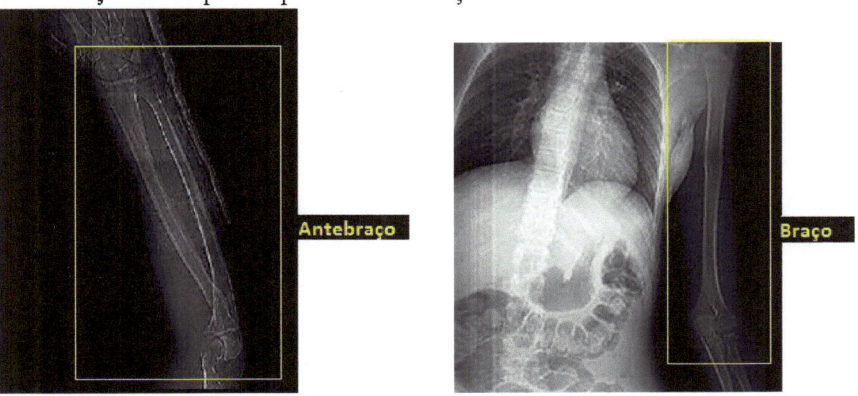

Cotovelo

Paciente: geralmente esses pacientes apresentam restrição ao movimento (muita dor ou braço engessado). Pode-se tentar fazer a posição do *"superman"* ou então com o braço a ser estudado acima da cabeça e o outro para baixo. Caso o paciente apresente restrição às posições anteriores, pode-se colocar um lençol dobrado e pedir para o paciente apoiar o braço dobrado em cima.
Laser de referência e zero da imagem: altura no centro do cotovelo (lateral), centro no meio do cotovelo (vertical) e zero acima do cotovelo, no meio do braço.
Proteções radiológicas: protetor de chumbo no abdome.

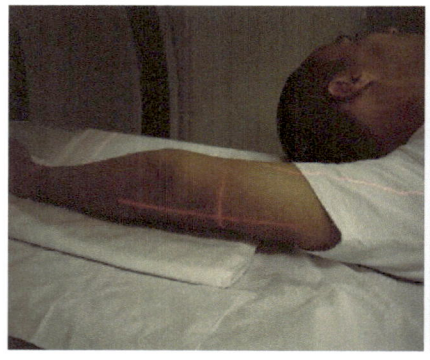 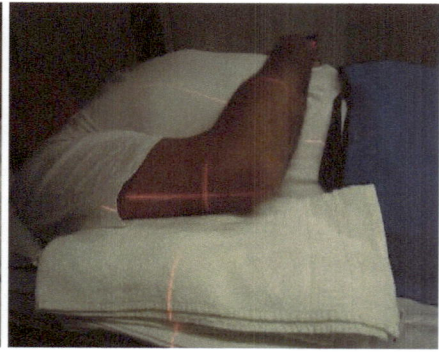

Programação do exame
Orientação da aquisição: craniocaudal.
Limite superior: acima do cotovelo.
Limite inferior: após o cotovelo.

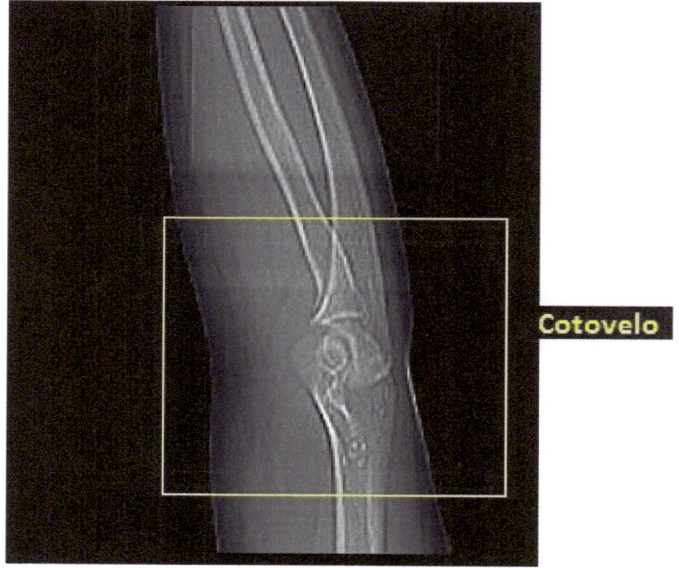

Mão/Punho

Paciente: posição do *"superman"*.
Laser de referência e zero da imagem: altura no centro do punho (lateral), centro no meio do punho (vertical) e zero acima do punho, na porção distal do rádio/ulna.
Proteções radiológicas: protetor de chumbo no abdome, tireoide e óculos.

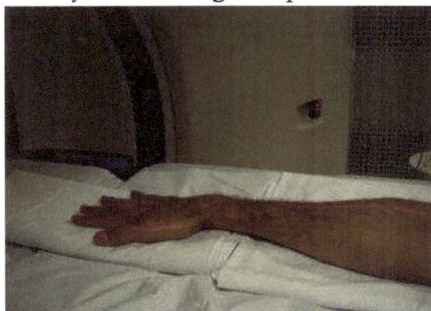 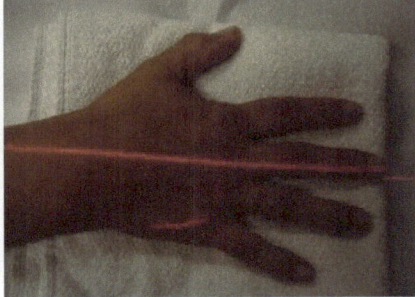

Programação do exame

Orientação da aquisição: craniocaudal.
Limite superior: acima do punho.
Limite inferior: após os ossos do metacarpo (punho) ou falanges distais (mão).

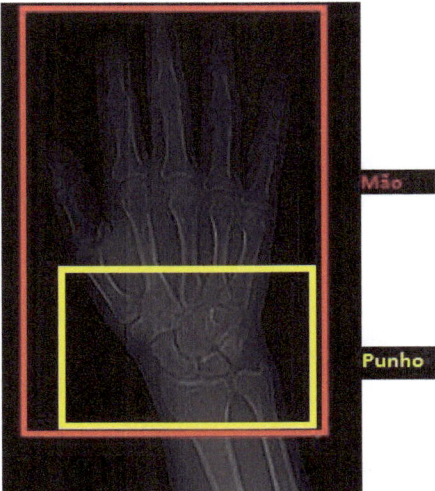

Coxa (fêmur)/Perna(tíbia/fíbula)

Paciente: decúbito dorsal com o suporte de pernas, pés para dentro do *gantry* e braços para cima.

Laser de referência e zero da imagem: alinhamento com a crista ilíaca (horizontal), altura no centro da coxa (lateral), centro da cicatriz umbilical (vertical) e zero na espinha ilíaca ântero superior.

Proteções radiológicas: protetor de chumbo na tireoide e óculos.

Programação do exame

Orientação da aquisição: craniocaudal.

Limite superior: acetábulo (coxa) ou terço inferior da coxa, antes da patela (perna).

Limite inferior: abaixo dos joelhos (coxa) ou após os tornozelos, porção distal da tíbia e fíbula (perna).

Observações: lateralizar o paciente para centralizá-lo no *gantry*, caso seja um exame unilateral.

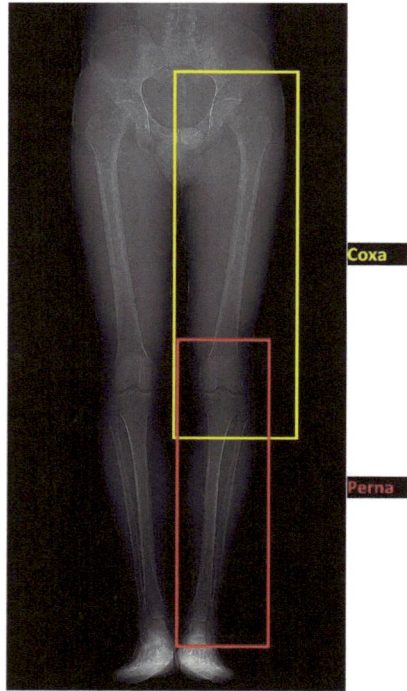

Joelho

Paciente: decúbito dorsal com o suporte de pernas, pés para dentro do *gantry* e braços para cima.
Laser de referência e zero da imagem: altura no centro do joelho (lateral), centro na patela (vertical) e zero terço inferior da coxa, antes do joelho.
Proteções radiológicas: protetor de chumbo na tireoide e óculos.

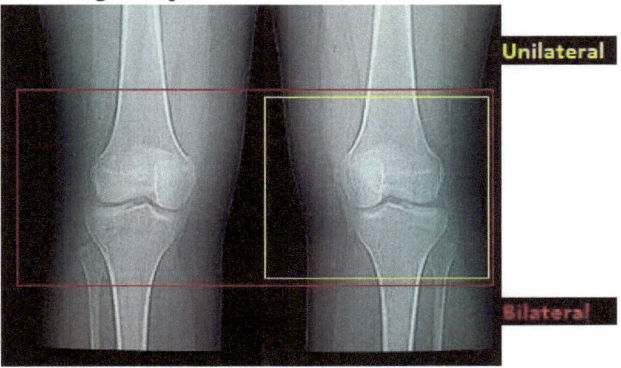

Programação do exame
Orientação da aquisição: craniocaudal.
Limite superior: terço inferior da coxa, antes da patela.
Limite inferior: após tuberosidade anterior da tíbia, onde se insere o ligamento patelar.
Observações: lateralizar o paciente para centralizá-lo no *gantry*, caso seja um exame unilateral.

Tornozelo/Pé

Paciente: decúbito dorsal com o suporte de pernas, pés para dentro do *gantry* e extensor de ombros, para que o pé fique em posição perpendicular à mesa.
Laser de referência e zero da imagem: altura no centro da perna (lateral), centro da perna (vertical) e zero acima dos joelhos.
Proteções radiológicas: protetor de chumbo no abdome, tireoide e óculos.

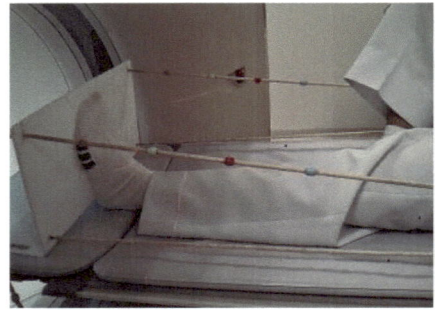 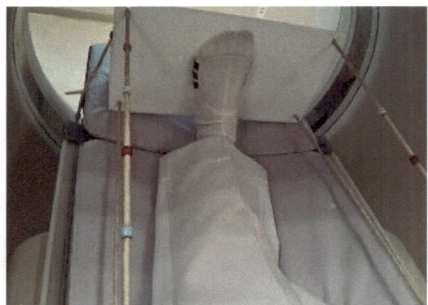

Programação do exame
Orientação da aquisição: craniocaudal.
Limite superior: terço distal tíbia/fíbula.
Limite inferior: face plantar.
Observações: lateralizar o paciente para centralizá-lo no *gantry*, caso seja um exame unilateral. Ajustar o FOV de acordo com a estrutura, mais aberto para pé e mais fechado para tornozelo.

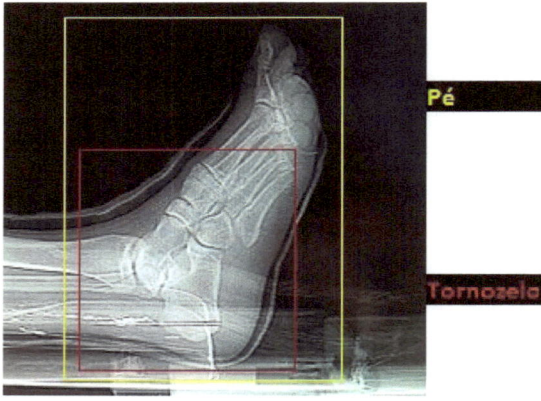

Contraste Endovenoso

A maioria dos exames é sem contraste (pesquisa de fraturas). Alguns casos em que a injeção do contraste pode ser necessária:
- Infecções (abscessos).
- Tumores (envolvimento de partes moles).
Volume: 1,0 ml/kg (mín: 70 ml/máx: 150 ml).

Fluxo: 1,0 a 3,0 ml/s.
Tempo de disparo: após 1 minuto de injeção ou realizar escopia em tempo real, em casos que a avaliação arterial é importante.

Checklist para interpretação de TC de músculo esquelético

Janela de partes moles (WW: 50 UH/WL: 350 UH)
- **Infecções:** abscessos?
- **Tumores:** infiltrações em partes moles?
- **Musculatura:** normal, simétrica?

Janela de osso (WW: 1800 UH WL: 400 UH)
- **Lesões ósseas:** fraturas (descontinuidade cortical óssea, presença de ar)? Lesões osteolíticas? Metástases? Malformações ósseas? Não confundir suturas com fraturas. Geralmente as suturas são simétricas (direto e esquerdo) enquanto as fraturas não. Fraturas antigas não mostram linhas de fratura bem definidas devido à esclerose e o osso novo ou então uma pseudoartrose.
- **Prolapsos discais, hérnias:** protusões discais (do núcleo polposo, sequestro).
- **Estabilidade articular:** verificar ângulos e medidas.

Reconstruções multiplanares

- **3D:** são de grande valia, principalmente demonstrando fraturas corticais ou com deslocamentos.
- **Oblíquas:** algumas lesões são mais bem visualizadas com reconstruções oblíquas ou curvas e devem ser realizadas (quadril, ombro, mão e pé, principalmente).

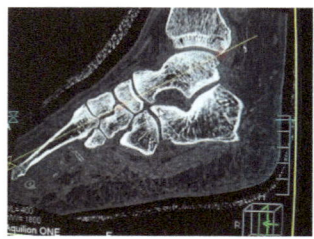 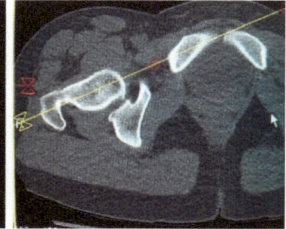 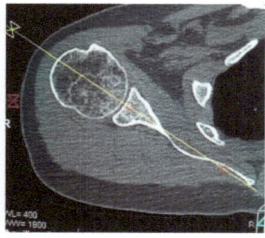

Observações Adicionais

- Sempre tomar muito cuidado ao posicionar pacientes com dor e suspeita de fraturas (verificar a necessidade de passar "em bloco" para a mesa do tomógrafo).
- Respeitar as limitações do paciente na hora de avaliar o melhor posicionamento.
- Sempre que a dor for pontual, colocar um marcador na região.

Protocolos especiais

TC joelho para TAGT

Igual uma programação de joelho, porém o posicionamento é feito com uma angulação de 20° (entre o fêmur e a tíbia). Após o exame, são realizadas reconstruções com algumas medidas (anteversão femoral, ângulo de congruência, TAGT, entre outras que possam ser solicitadas). Obs: pode-se utilizar um rolo de lençol um pouco abaixo do joelho para atingir essa angulação (medir ângulo no escanograma).

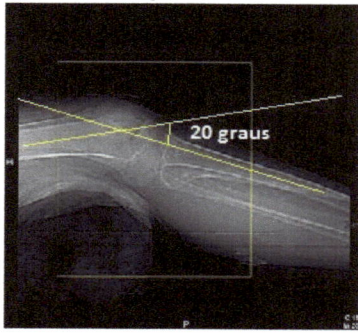

TC perfil rotacional

São realizadas 3 aquisições bilaterais (quadril, joelho e tornozelo). A partir dessas imagens, algumas medidas são feitas (anteversão femoral e rotação femorotibial). Manter os membros inferiores bem alinhados.

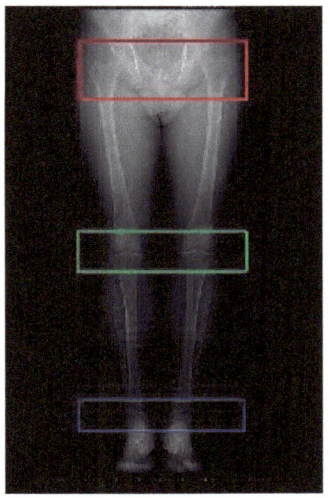

TC Protocolo Sindesmose

Geralmente, a aquisição é dos tornozelos, porém há alguns casos raros de sindesmose dos punhos. Independente da região, o exame é realizado em três fases (neutra, rotação externa, rotação externa angulada). Exame sempre deve ser adquirido de forma bilateral e é sem contraste. O mais importante desse exame é o posicionamento, mantendo os pés o mais simétricos possível, com a superfície plantar totalmente em contato com a placa e os tornozelos unidos.

NEUTRA

É um posicionamento padrão de tornozelo com uso da placa de acrílico para apoiar os pés, é importante verificar se os pés estão bem alinhados. Pedir ao paciente para deixar os pés apoiados o mais próximo possível, sem fazer força (sem nenhum tipo de flexão) e toda a superfície plantar em contato com placa (90º em relação à mesa do tomógrafo).

ROTAÇÃO EXTERNA (45 graus)
- Calcâneos unidos fazendo abertura de 45º da linha mediana que passa entre os dois pés. Não confundir e fazer 45º entre os dois pés (no final, a angulação entre um pé e outro será de 90º).
- Joelhos unidos sempre.
- Arrumar a placa de acrílico (e as cordas) para que a superfície plantar dos calcâneos fique bem aderida para o paciente fazer a tração máxima (dorsiflexão), mesmo que sinta dor.

ROTAÇÃO EXTERNA ANGULADA (45 graus+apoio nas pernas)
- Mesmo posicionamento da rotação externa, porém com o apoio de pernas (elevação de 20º) de forma que se potencialize a dorsiflexão.

Angiotomografias

Principais indicações
Avaliação vascular arterial (mais comum) e/ou venosa, detecção de aneurismas, malformações vasculares (MAVs), dissecções, *flaps* intramurais, estenoses, trombos, patologias de origem aterosclerótica, traumas graves que possam ter um acometimento vascular (acidente de carro, queda de grandes alturas, atropelamentos).

Contraste Endovenoso
O uso do contraste é fundamental em estudos angiográficos. A fase sem contraste geralmente é dispensável, porém em alguns casos ela pode ser necessária:
- Traumas (ajuda a diagnosticar hematomas intramurais).
- Suspeita de sangramentos.

Acesso venoso: sempre que possível utilizar um acesso em membro superior direito (MSD), pois o tempo de chegada do contraste ao coração é menor. Isso é essencial em exames para avaliação dos vasos da base do coração (tronco braquiocefálico, artéria carótida comum esquerda e artéria subclávia esquerda), pois a veia subclávia esquerda passa na frente desses vasos e o contraste sendo injetado nesse membro provoca grandes artefatos na região.

Quantidade e fluxo de contraste: dependem do modo de aquisição (helicoidal ou volumétrica), do peso do paciente (pacientes obesos possuem mais sangue e, portanto necessitam de um fluxo maior e mais contraste para evitar a diluição do mesmo), da região a ser estudada e da velocidade do tomógrafo. Observação: utilizar contraste de alta concentração de preferência (≥350 mg/ml).

Monitoramento em tempo real do contraste: os aparelhos modernos permitem que nós acompanhemos a chegada do contraste na região de interesse em tempo real. Tratam-se de cortes axiais em uma mesma região ao longo do tempo (de forma contínua ou intermitente), permitindo a visualização da chegada do contraste e a opção de disparar a aquisição automaticamente após a leitura do ROI (*region of interest*, do inglês, ou região de interesse para acompanhar a chegada do contraste) atingir um valor de UH (unidades *Hounsfield*) pré-determinado. Existem duas formas de se utilizar essa ferramenta para determinar o tempo ideal para o início da aquisição. A primeira é utilizar o volume total de contraste e disparar a aquisição quando a leitura do ROI atingir o pico de contrastação no vaso de interesse (nos aparelhos da Canon, chama-se *sureStart*). A segunda é injetar previamente uma pequena quantidade de contraste apenas para descobrir o tempo do pico de contrastação no vaso de interesse e depois programar a aquisição para que dispare automaticamente nesse tempo (nos aparelhos da Canon, chama-se *testBolus*). As vantagens do *sureStart* são aquisição mais rápida, menos dose de radiação e não há possibilidade de contaminação na imagem pelo contraste. A desvantagem é que exige uma maior experiência por parte do operador, uma vez que qualquer erro no momento de disparar a aquisição pode inviabilizar o exame. As vantagens do *testBolus* são maior segurança quanto ao momento correto de disparar a aquisição, pois pode-se analisar com calma o tempo correto para o disparo e possibilita o uso de menos contraste durante a aquisição. A desvantagem é o tempo maior para a realização do exame, uma vez que se acrescenta uma fase adicional na programação e a possibilidade de contaminação da imagem por conta desse contraste prévio. A escolha de qual técnica utilizar vai de operador e de tipo de exame.

Fluxo padrão do contraste no corpo:
Veia subclávia (D ou E) → Veia cava superior → Átrio direito → Ventrículo direito → Artéria pulmonar → Veias pulmonares → Átrio esquerdo → Ventrículo esquerdo → Aorta ascendente (vasos da região superior do corpo) → Aorta descendente (vasos da região inferior do corpo).

Angiotomografia de vasos intracranianos

Posicionamento e programação do exame
Os posicionamentos das angios são exatamente iguais às suas contrapartes sem contraste, com a diferença da injeção do mesmo.
Posicionamento: igual à TC de crânio.
Para esses exames, vale a pena utilizar o *testBolus,* devido ao menor volume de contraste e possibilidade de reduzir o artefato na veia subclávia controlando a injeção de soro fisiológico.

testBolus: monitorar no meio da artéria basilar, evitando a região das órbitas (angular, se necessário). Acompanhar até o pico de contrastação arterial e início do retorno venoso.
Volume do *testBolus*: 15 ml de contraste + 30 ml de soro fisiológico.
Volume do exame: vai variar dependendo do *testBolus*, mas no geral é em torno de 50-70 ml de contraste seguido de 30 ml de soro fisiológico.
Fluxo: 4,0 a 5,0 ml/s.
Fases: sem contraste (caudocranial), arterial (caudocranial), retorno imediato (craniocaudal). **Observações:** quando for solicitada fase venosa, não adquirir o retorno imediato e sim 20 s após a fase arterial (aproximadamente 40 s). Sempre utilizar o mesmo fluxo do *testBolus* na aquisição, pois a mudança de fluxo altera o tempo do pico de contrastação.
Limite superior: alta convexidade craniana.
Limite inferior: base do crânio (forame magno).

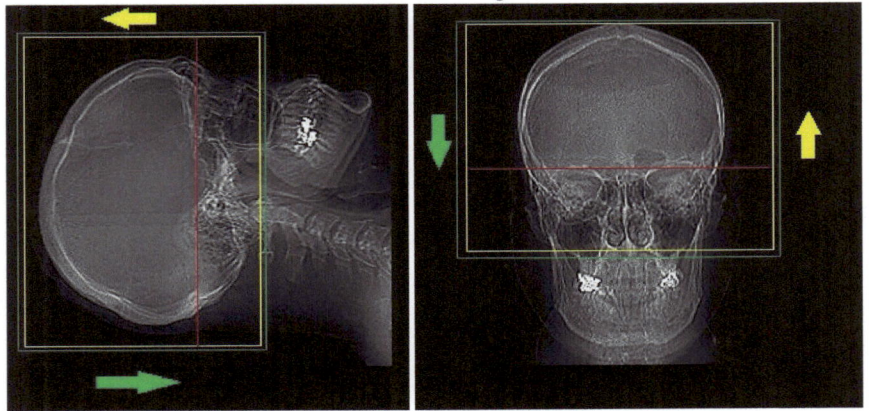

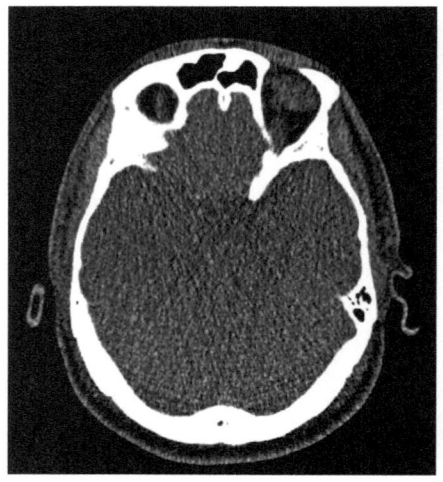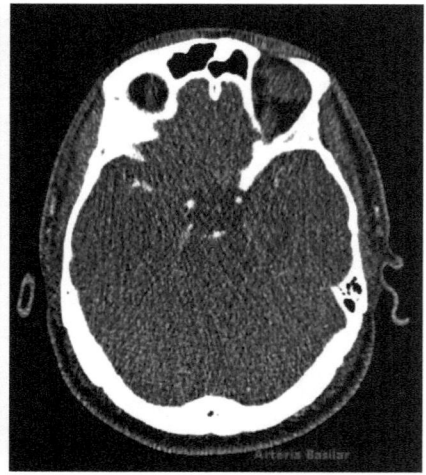

Programação de angiotomografia de vasos intracranianos. Em amarelo, aquisição caudocranial (fases sem contraste e arterial). Em verde, aquisição craniocaudal (retorno imediato). Em vermelho (linha), temos a programação do *testBolus*. o círculo vermelho mostra a artéria basilar nos cortes axiais do *testBolus*.

Protocolo de aquisição: inicia-se a aquisição sem contraste, como um crânio normal (caudocranial). Depois, adquire-se um corte axial na região da artéria basilar, que será o local onde visualizamos a chegada do contraste (*testBolus*, em vermelho). Posteriormente, injeta-se o contrate (15 ml) juntamente com a aquisição da escopia. Assim que for visualizado o pico de contrastação na artéria basilar e início do retorno venoso, abortamos a escopia. Verificamos o tempo que o contraste levou para atingir o pico de contrastação e colocamos esse tempo na hora de programar a fase arterial. A fase de retorno imediato será 4 s após a aquisição arterial.

Angiotomografia de vasos cervicais

Posicionamento e programação do exame
Posicionamento: igual à TC de pescoço.
Limite superior: clinóides anteriores.
Limite inferior: arco aórtico.

sureStart: arco aórtico. Soltar manualmente* pelo contraste na aorta descendente.
Volume de contraste: 50 a 100 ml.
Fluxo: 4,0 a 4,5 ml/s.
Fases: arterial (caudocranial), retorno imediato (craniocaudal).
Observações: apenas realizar fase sem contraste se solicitado ou suspeita de dissecção. Quando for solicitada fase venosa, não adquirir o retorno imediato e sim 20 s após a fase arterial (aproximadamente 40 s).
*não utilizar o ROI automático, pois essa região geralmente apresenta artefato de *strike* dos ombros e pode disparar precocemente.
Uma alternativa** para se evitar os artefatos dos ombros é monitorar o contraste na bifurcação da carótida (próximo ao mento da mandíbula), utilizando o *testBolus*, ao invés do *sureStart*.
Nesse caso, programar a quantidade de contraste de forma que na hora da aquisição já tenha passado um pouco do soro fisiológico (aproximadamente 10 s), para evitar artefatos de *strike* na região dos vasos da base do coração. Geralmente 50 ml de contraste são suficientes para a maioria dos pacientes, usando um fluxo de 4,5 ml/s. Permite boa contrastação e "lavagem" da veia subclávia, evitando artefato.
Sempre dar preferência para a punção em MSD, pois a veia subclávia esquerda, além de possuir um trajeto mais longo, passa anteriormente aos vasos da base e pode causar artefatos na região devido ao excesso de contraste.

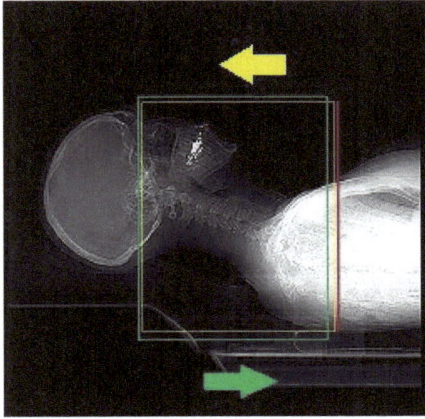 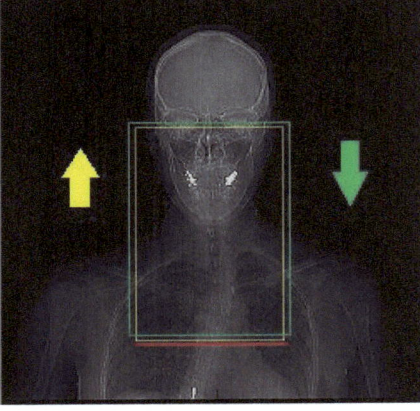

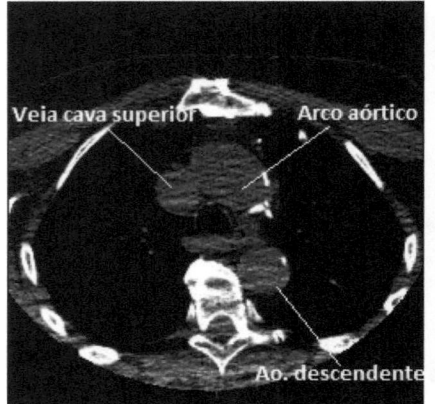 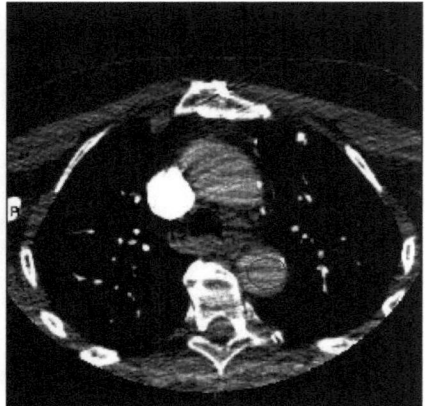

Programação de angiotomografia de vasos cervicais. Em amarelo, aquisição caudocranial (fase arterial). Em verde, aquisição craniocaudal (retorno imediato). Em vermelho (linha), temos a programação do *sureStart*. o círculo vermelho mostra a aorta descendente nos cortes axiais do *sureStart*.

Protocolo de aquisição: inicia-se a aquisição com um corte axial no arco aórtico, que será o local onde visualizamos a chegada do contraste (*sureStart*, linha em vermelho). Posteriormente, injeta-se o contrate juntamente com a aquisição da escopia. Assim que for visualizada a chegada do contraste na aorta descendente, soltamos a aquisição arterial (caudocranial, em amarelo). A fase de retorno imediato será 4 s após a aquisição arterial (craniocaudal, em verde).
**ALTERNATIVA (pacientes muito obesos, quando há muito artefato na região dos ombros).

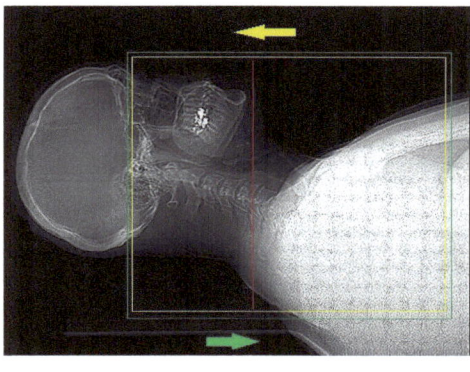
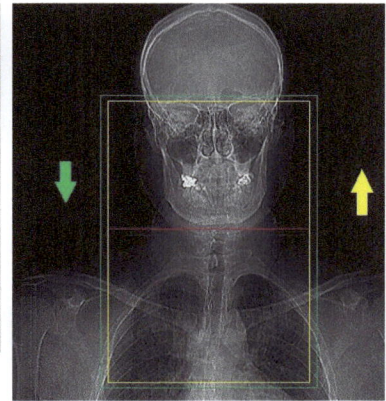

Programação de angiotomografia de vasos cervicais. Em amarelo, aquisição caudocranial (fase arterial). Em verde, aquisição craniocaudal (retorno imediato). Em vermelho (linha), temos a programação do *testBolus*. o círculo vermelho mostra a carótida comum direita nos cortes axiais do *sureStart*.

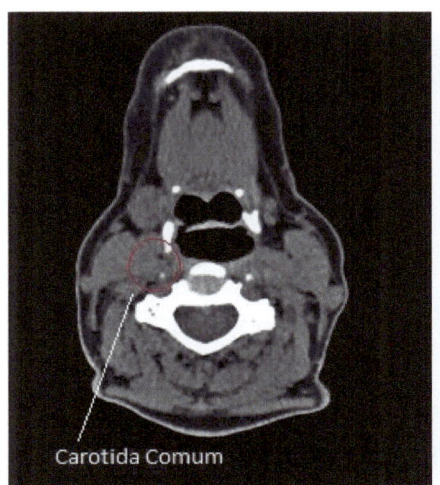
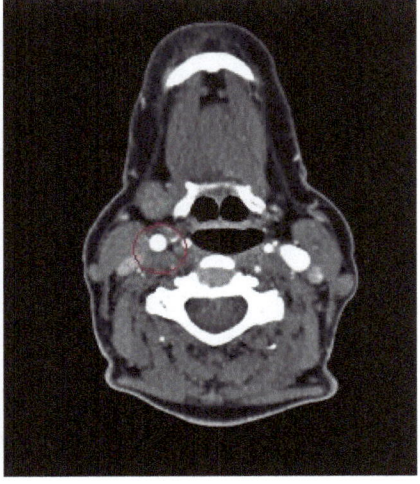

Protocolo de aquisição: inicia-se a aquisição com um corte axial no mento, que será o local onde visualizamos a chegada do contraste (*sureStart*, em vermelho). Posteriormente, injeta-se o contrate juntamente com a aquisição da escopia. Assim que for visualizada a chegada do contraste nas carótidas, soltamos a aquisição arterial (caudocranial, em amarelo). A fase de retorno imediato será 4 s após a aquisição arterial (craniocaudal, em verde).

Angiotomografia torácica (avaliação da aorta)

Posicionamento e programação do exame
Posicionamento: igual à TC de tórax.
Limite superior: ápice dos pulmões.
Limite inferior: início das adrenais.
sureStart: aorta descendente na altura da carina da traquéia, com disparo automático. Observação: caso haja aneurisma, colocar o ROI após o aneurisma, para que se garanta que todo o saco aneurismático seja preenchido pelo contraste.
Volume de contraste: tempo de aquisição do exame + 10 segundos, seguido de 50 ml de soro fisiológico.
Fluxo: 4,0 a 5,0 ml/s.
Fases: arterial (craniocaudal). Observação: somente realizar outras fases caso seja solicitado no pedido ou exigido pela patologia (sem contraste → dor, traumas graves; venosa/tardia → endopróteses, para verificar presença de *endoleaks*).
Observações: pode ser necessário o uso do *trigger* cardíaco para evitar artefatos de movimentação.

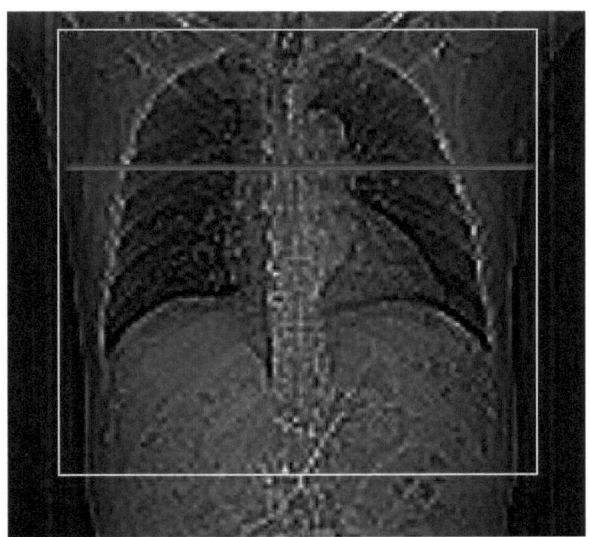

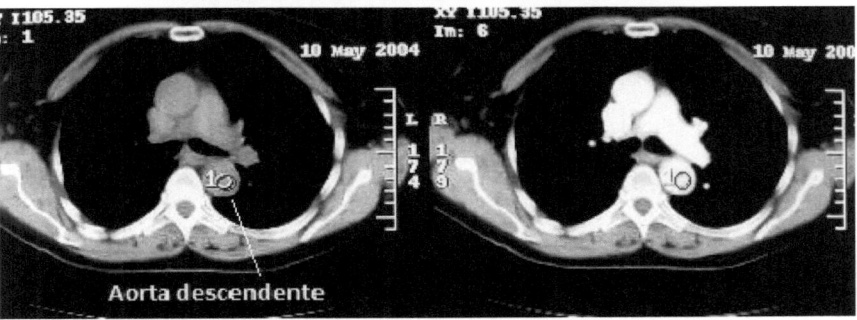

Protocolo de aquisição: inicia-se a aquisição com um corte axial na altura da carina, que será o local onde visualizamos a chegada do contraste (*sureStart*, em vermelho). Posteriormente, injeta-se o contrate juntamente com a aquisição da escopia. Assim que for visualizada a chegada do contraste na aorta descendente (>180 UH), soltamos a aquisição arterial. Observação: caso haja endoprótese, programar uma aquisição tardia (2-3 minutos) apenas na região da prótese, para averiguar possíveis *endoleaks*.

Angiotomografia torácica (Protocolo TEP/artéria pulmonar)

Posicionamento e programação do exame
Posicionamento: igual à TC de tórax.
Limite superior: ápice dos pulmões.
Limite inferior: início das adrenais.
sureStart: artéria pulmonar na altura da carina.
Volume de contraste: 70 ml até 70 kg. 1 ml/kg para >70 kg seguido de 50 ml de soro fisiológico. Máximo de 100 ml.
Fluxo: 4,0-5,0 ml/s.
Fases: arterial (caudocranial).
Observações: adquire-se o TEP de baixo para cima para evitar artefatos de respiração nas regiões basais dos pulmões (diafragma) e reduzir o artefato do contraste na veia cava superior.
Exame sem *trigger* cardíaco.

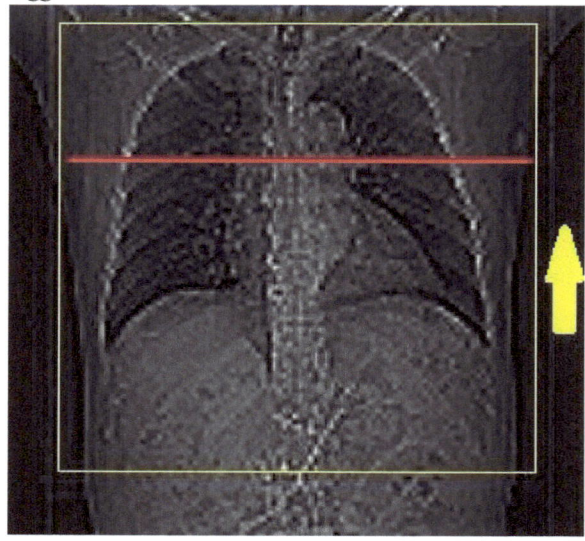

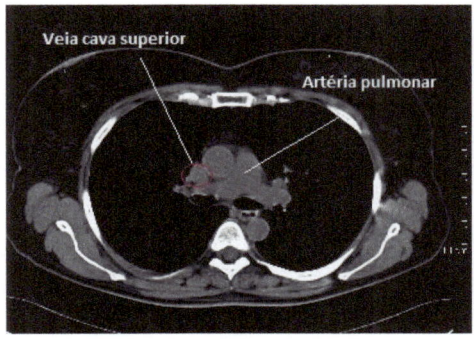 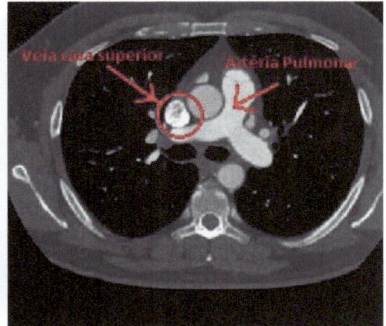

Protocolo de aquisição: inicia-se a aquisição com um corte axial na altura da carina, que será o local onde visualizamos a chegada do contraste (*sureStart*, em vermelho). Posteriormente, injeta-se o contrate juntamente com a aquisição da escopia. Assim que for visualizada a chegada do contraste na artéria pulmonar, soltamos a aquisição arterial.

Observações: atenção a pacientes com débito cardíaco muito baixo (nesses casos, vale a pena esperar um pouco mais após o início da contrastação da artéria pulmonar para que o exame não fique muito precoce).

Sempre orientar para que o paciente não respire muito profundamente, forçando o tórax/abdome (a inspiração muito profunda pode provocar um retorno maior de sangue sem contraste pela veia cava inferior do que sangue com contraste da veia cava superior, devido ao aumento da pressão abdominal, provocando uma baixa contrastação da artéria pulmonar).

Angiotomografia abdominal

Posicionamento e programação do exame
Posicionamento: igual à TC de abdome.
Limite superior: cúpula do fígado.
Limite inferior: sínfise púbica.
sureStart: aorta na altura do tronco celíaco, com disparo automático. Se for para avaliação de artérias renais, pode-se programar um pouco antes da emergência das artérias renais. Observação: caso haja aneurisma, colocar o ROI após o aneurisma, para que se garanta que todo o saco aneurismático seja preenchido pelo contraste.

Volume de contraste: tempo de aquisição do exame + 10 segundos, seguido de 50 ml de soro fisiológico.
Fluxo: 4,0 a 5,0 ml/s.
Fases: arterial (craniocaudal). Observação: somente realizar outras fases caso seja solicitado no pedido ou exigido pela patologia (sem contraste → dor, traumas graves; venosa/tardia → endopróteses, para verificar presença de *endoleaks*).

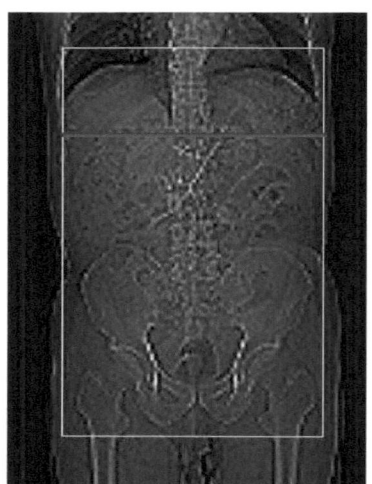

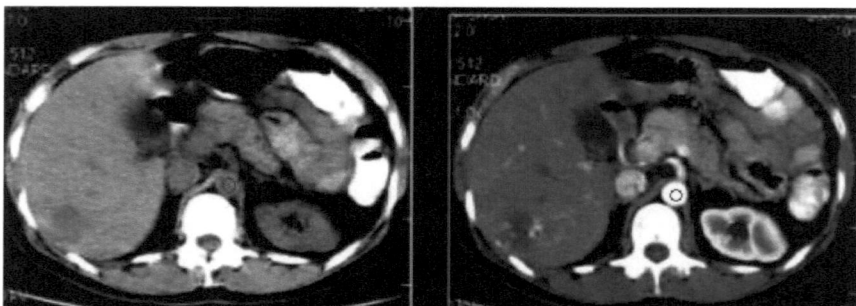

Protocolo de aquisição: inicia-se a aquisição com um corte axial na altura do tronco celíaco, que será o local onde visualizamos a chegada do contraste (*sureStart*, em vermelho). Posteriormente, injeta-se o contrate juntamente com a aquisição da escopia. Assim que for visualizada a chegada do contraste na aorta (>180 UH), soltamos a aquisição arterial. Observação: caso haja endoprótese, programar uma aquisição tardia (2-3 minutos) apenas na região da prótese, para averiguar possíveis *endoleaks*.

Angiotomografia coronária

Posicionamento

Semelhante à TC de tórax, porém o paciente deve ficar mais lateralizado à sua direita, de forma que o coração fique mais no meio do *gantry*. O uso do *trigger* cardíaco para evitar artefatos de movimentação cardíaca é essencial.

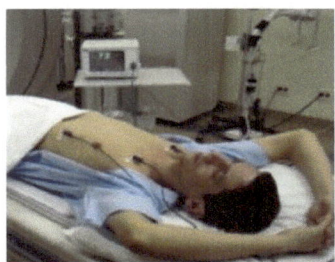
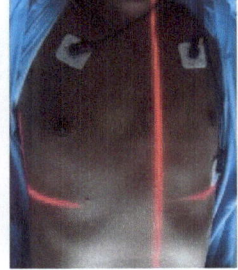

Posicionamento

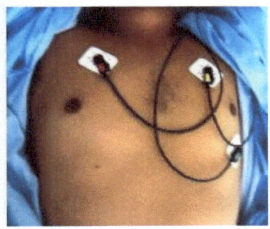

Eletrodos (carbono)

Sempre utilizar o gel condutor nos eletrodos e procurar regiões que apresentem um bom sinal no ECG (perda de sinal = perda do exame). Geralmente, o melhor traçado é o apresentado na derivação II, pois é a mesma do vetor resultante cardíaco. Não devemos esquecer-nos de ativar a leitura de marca-passo, caso seja necessário (se não for ativado, a leitura será incorreta).

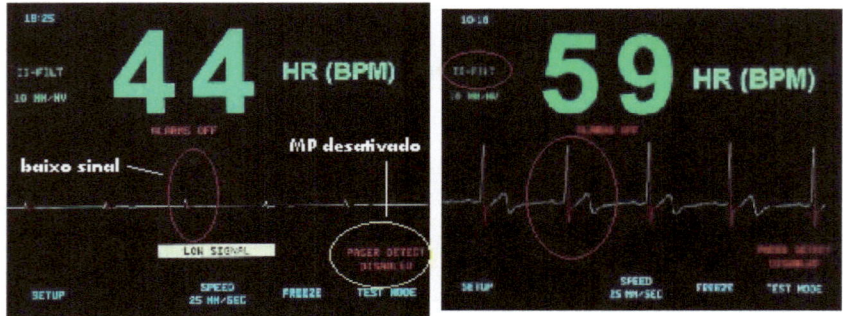

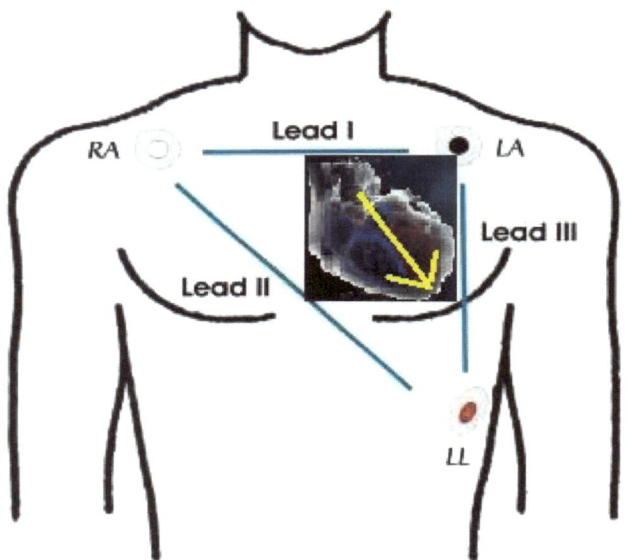

Preparo prévio

O preparo para um exame de coronárias está diretamente relacionado com a frequência cardíaca (FC) do paciente. O intuito é reduzir a FC até pelo menos 60 bpm (quanto menor a FC, menor a movimentação do coração, aumentando a janela temporal para o exame; maiores detalhes na seção

"Pós-processamento de imagens cardíacas"). Para esse efeito são utilizadas algumas medicações (betabloqueadores) de acordo com a orientação do cardiologista:

- **Seloken:** geralmente pacientes com FC muito elevada (>75 bpm), que não reduz na apnéia, recebem um comprimido via oral (25 a 100 mg) de betabloqueador 1 hora antes do exame. Se a FC estiver por volta de 65 bpm e a PA acima de 12x8, pode-se utilizar o betabloqueador endovenoso (5 mg). A orientação desse exame fica em sua maior parte ao cardiologista, por isso, devemos estar atentos à história clínica do paciente e às contraindicações ao uso do betabloqueador (asma, bloqueio de ramo, PA abaixo de 12x8, pré operatório de válvula aórtica), para que nenhuma informação passe despercebida e não seja comunicada ao médico. Os betabloqueadores podem provocar broncoconstrição, motivo pelo qual é contraindicado em pacientes com asma.

- **Isossorbida:** é um vasodilatador para uma melhor visualização das artérias coronárias. É administrado de forma sublingual (3,75 mg), logo antes do início do exame. Atenção às contra indicações: cefaléia intensa no dia, uso de Viagra ou Cialis no dia anterior, PA muito baixa.

- **Soro fisiológico:** em alguns casos, administra-se soro fisiológico para tentar diminuir a FC do paciente (250 a 500 ml) através do aumento da volemia. Débito cardíaco (DC) = volume sistólico x FC. Como o débito cardíaco tende a se manter igual, ao aumentarmos a volemia, a FC tende a diminuir, pois são inversamente proporcionais. Também é utilizado em pacientes que apresentam uma PA muito baixa para o uso do betabloqueador. PA = DC x resistência vascular. Substituindo o débito pela fórmula acima, vemos que PA e volume são diretamente proporcionais.

Programação do exame

O protocolo de aquisição difere um pouco dependendo do método, da velocidade do tomógrafo e da indicação clínica. Por motivos didáticos, os protocolos a seguir correspondem aos realizados em aparelho da Canon (*AquilionOne*).

Volumétrica (320 canais) - Prospectivo

Limite superior: abaixo da carina, antes do início do tronco da coronária esquerda. Se for revascularizado, iniciar no ápice dos pulmões, incluindo a artéria subclávia.

Limite inferior: fim do ápice do coração.

sureStart: aorta descendente no meio do coração, com disparo automático (>150 UH). Observação: caso haja presença de artefato ou muita calcificação, soltar manualmente.

Volume de contraste: 75 ml (padrão) e 100 ml (revascularizados).

Fluxo: 4,5-5,5 ml/s. Observação: se paciente obeso, fluxo mais alto possível. Estar ciente de que quanto maior o fluxo, maior a contrastação, porém menor a janela temporal para a aquisição do exame (o contraste chega e sai mais rapidamente do coração).

Fases: sem contraste apenas do coração (escore de cálcio) e arterial.

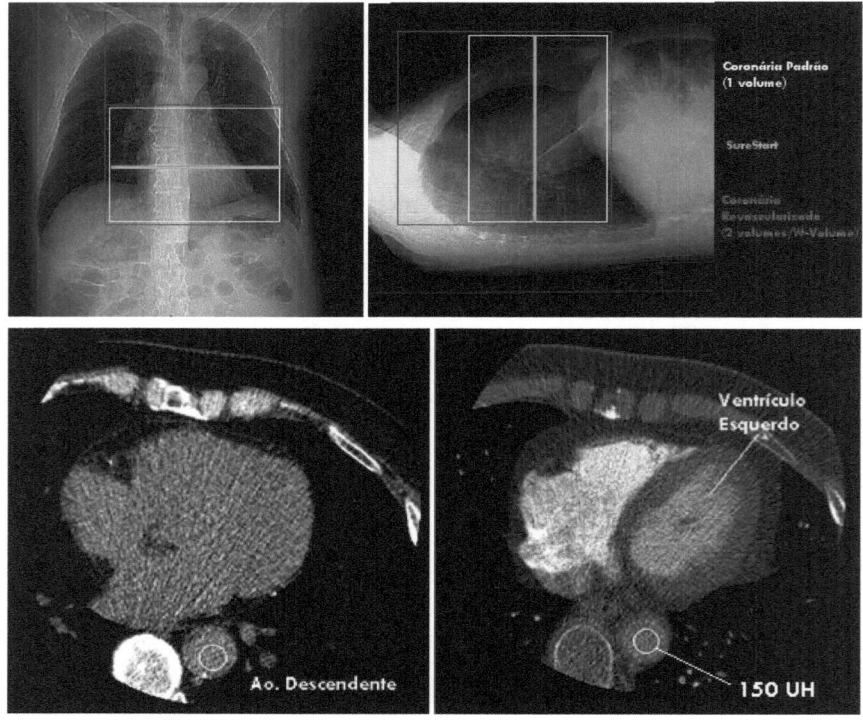

Protocolo de aquisição: inicia-se a aquisição da fase sem contraste. Após programarmos a aquisição, devemos realizar um teste de apnéia *"Breath Exercise"* para o aparelho configurar os parâmetros de aquisição de acordo com a FC do paciente. Posteriormente, programa-se a fase da angio. Se for um protocolo padrão, a programação é igual ao escore. Se for revascularizado, o 2º bloco é igual ao escore e o 1º deve incluir a artéria subclávia (atenção para que a região de junção dos dois blocos não fique em nenhuma área de lesão ou em cima das coronárias). Da mesma maneira, realiza-se o teste de apnéia e a partir daí, otimizamos os parâmetros de aquisição de acordo com a FC (ver seção abaixo). Feita a programação, inicia-se a aquisição com um corte axial no meio do coração, no meio do bloco de aquisição do coração. Este será o local onde visualizamos a chegada do contraste (*sureStart*). Posteriormente injeta-se o contrate juntamente com a aquisição da escopia. Assim que for visualizada a chegada do contraste na aorta descendente (150 UH), soltamos a aquisição arterial. Caso seja feita injeção manual ou o disparo automático falhe, uma boa referência é soltar a aquisição quando for visualizado contraste no ventrículo esquerdo (geralmente na metade do *flush* de soro fisiológico após o contraste). Um bom exame é quando o ventrículo esquerdo e as coronárias estão fortemente contrastadas e o ventrículo direito lavado.

Parâmetros de aquisição:

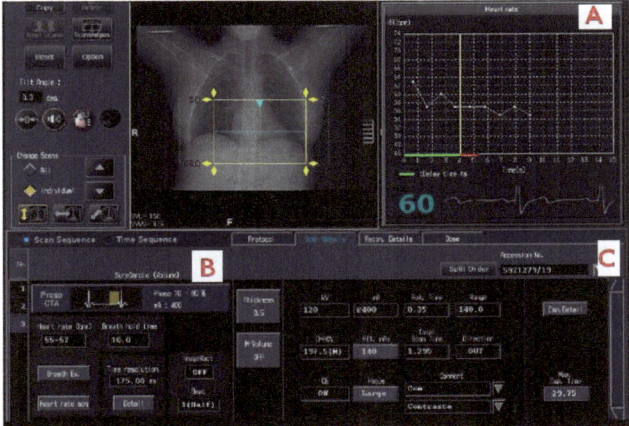

A – Gráfico do teste de apnéia (*Breath Exercise*).
B – Protocolo de aquisição
C – Parâmetros da aquisição

A – Gráfico do teste de apnéia (*Breath Exercise*)

Aqui nós podemos verificar como a FC se comporta durante a apnéia e definir qual o *delay* para a aquisição (padrão: 2 segundos). Quanto mais reto o gráfico, mais estável a FC e melhor para o exame. Alguns pacientes apresentam um pico na FC logo no início da apnéia que depois cai e estabiliza. Nesses casos, vale a pena arrastar a barra amarela para a direita, aumentando o delay de 2 segundos para 3 ou 4 segundos. Observação: em alguns casos, vale a pena aumentar a quantidade de contraste (+5 ml) devido ao atraso na aquisição (+1 segundo).

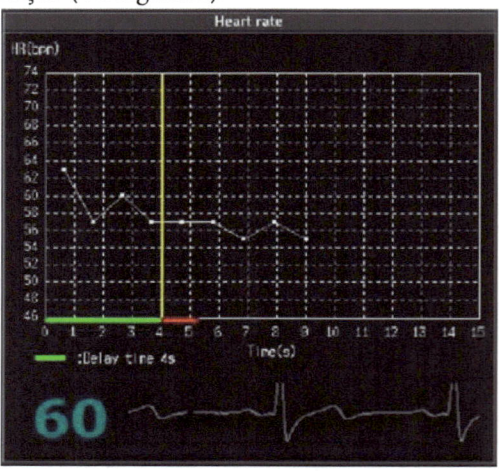

B – Protocolo de aquisição

Aqui nós podemos definir se o estudo será prospectivo ou retrospectivo (1), bem como a janela temporal a ser adquirida do ciclo cardíaco (2). Podemos também definir se queremos adquirir em um único batimento (*Half*) ou em vários batimentos (*Segmented*). Em pacientes com FC≤60 bpm, pode-se adquirir em estudo prospectivo apenas na faixa da diástole cardíaca (70-80%) um único batimento que o exame provavelmente ficará bom. Já em pacientes com FC>60 bpm, é aconselhável adquirir uma janela maior, incluindo a fase da sístole (30-80%), pois as fases sistólicas geralmente ficam melhores em FC elevadas. Se necessário, pode-se adquirir mais de um batimento (aumenta a resolução temporal), porém a dose de radiação também será maior (3).

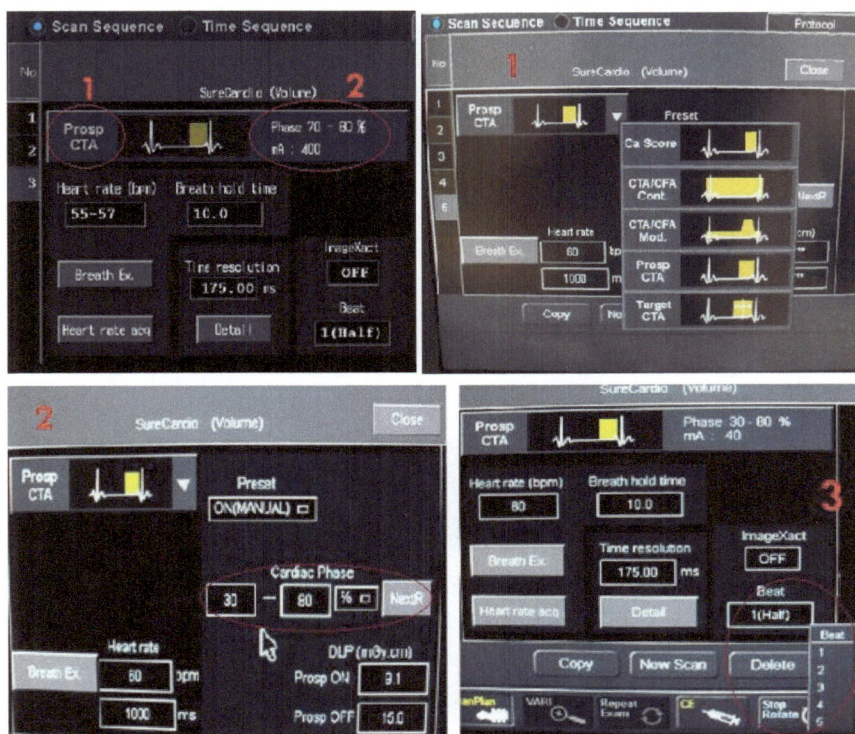

C – Parâmetros de aquisição

Aqui nós podemos alterar os parâmetros físicos de radiação como kV, mA, tempo de rotação, *range* e o FOV. Apesar da modulação de dose automática presente nos equipamentos atuais, devem-se alterar os parâmetros para pacientes com muita calcificação nas coronárias, *stents* ou IMC>30 (a alteração do *sureExposure* para CTA Calcification, que aumenta a dose máxima permitida na modulação). Em casos extremos, pode-se alterar o kV de 120 para 135 e utilizar mA fixo (400 a 500).

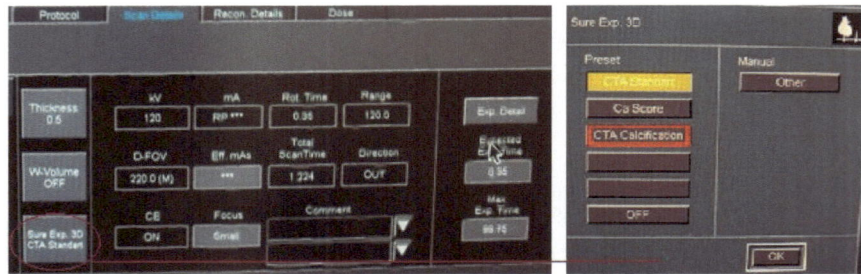

Helicoidal (64 e 128 canais) - Retrospectivo

A programação é muito semelhante à aquisição volumétrica, diferindo apenas em alguns pontos como local do *sureStart* e quantidade de contraste, devido à técnica ser mais lenta.

Limite superior: abaixo da carina, antes do início do tronco da coronária esquerda. Se for revascularizado, iniciar no ápice dos pulmões, incluindo a artéria subclávia.

Limite inferior: fim do ápice do coração.

sureStart: limite superior, com disparo automático no *threshold* de 150 UH. Observação: caso haja presença de artefato ou muita calcificação, soltar manualmente.

Volume de contraste: tempo de aquisição + 10 segundos, seguido de 50 ml de soro fisiológico.

Fluxo: 4,5-5,5 ml/s.

Fases: sem contraste apenas do coração (escore de cálcio) e arterial. Observação: o escore de cálcio é feito com cortes axiais e a fase arterial de forma helicoidal nesses aparelhos.

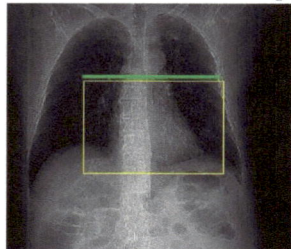 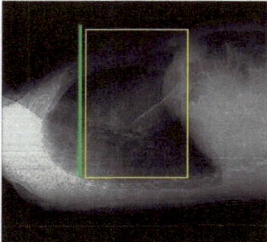 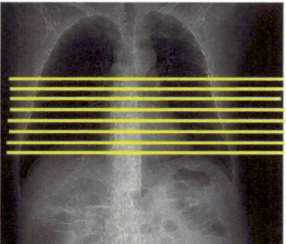

Programação arterial (helicoidal)   Score de cálcio (axial)

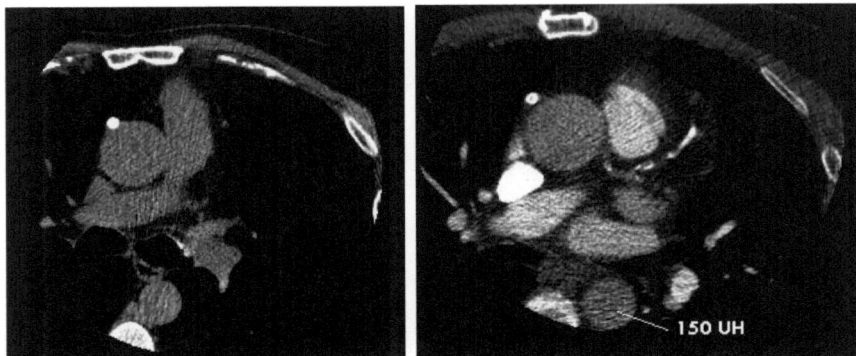

Protocolo de aquisição: inicia-se a aquisição da fase sem contraste. Não há teste de apnéia nessa fase como ocorre na técnica volumétrica. Devemos selecionar a fase do ciclo cardíaco de acordo com a FC, manualmente. Posteriormente, programa-se a fase da angio. Se for um protocolo padrão, a programação é igual ao escore. Se for revascularizado, devemos estender o limite superior para incluir a artéria subclávia. Nessa fase, realiza-se o teste de apnéia e a partir daí, otimizamos os parâmetros de aquisição de acordo com a FC e IMC (ver quadros abaixo). Feita a programação, inicia-se a aquisição com um corte axial no início da aquisição (limite superior). Este será o local onde visualizamos a chegada do contraste (*sureStart*). Posteriormente, injeta-se o contrate juntamente com a aquisição da escopia. Assim que for visualizada a chegada do contraste na aorta descendente (150 UH), soltamos a aquisição arterial. Nesse tipo de aquisição, utilizamos mA fixo e não modulado, de acordo com o IMC.

Tabela de IMC

	IMC até 20	IMC 21 a 25	IMC 26 a 30	IMC > 31
kV	100	120	120	120
mA	120	300	350 a 400	400 a 500

Score de cálcio

Heart Rate (bpm)	% Cardiac phase (trigger)
50	79
60	75
70	71
80	67
90	63

Pós-processamento de imagens cardíacas

Como o coração é um órgão em constante movimento, nem sempre conseguimos captar uma imagem sem artefatos de movimentação, mesmo com o uso do *trigger* cardíaco. As melhores fases para aquisição são a fase da diástase cardíaca (enchimento lento ventricular), em que o coração se encontra com menor movimentação. No entanto, em alguns casos é necessária a reconstrução de imagens em outras fases do ciclo cardíaco, a fim de obter uma imagem diagnóstica. Podemos realizar essas reconstruções através do *Raw Data* (local dos dados brutos do aparelho) e a quantidade de fases vai depender diretamente do protocolo utilizado, prospectivo ou retrospectivo. Para entender como isso funciona, temos que entender um pouco sobre como o aparelho adquire as imagens cardíacas. Para essa explicação, será considerado o *AquilionOne* da Canon.

Ciclo cardíaco

Um ciclo cardíaco completo corresponde ao intervalo compreendido entre a onda P (sístole atrial), complexo QRS (despolarização ventricular) e onda T (repolarização ventricular).

Podemos dividir o intervalo de uma onda R até a próxima onda R do próximo ciclo cardíaco em uma escala de 0-100%, assim a fase diastólica fica compreendida ao redor de 70-80% enquanto a sístole se encontra na faixa dos 30-40%.

Em pacientes com FC de 60 bpm pode-se dizer que o ciclo cardíaco tem duração de 1 batimento/segundo, ou seja, o ciclo completo demora 1000 ms. Se a FC for o dobro (120 bpm), o ciclo cardíaco terá duração de 500 ms, a metade. Isso é importante, pois influencia na janela temporal de aquisição do coração. Em FC mais baixas, a janela da diástole é grande, logo damos preferência a essa fase para aquisição. Em FC elevadas, essa janela diminui, sendo conveniente a aquisição na fase sistólica.

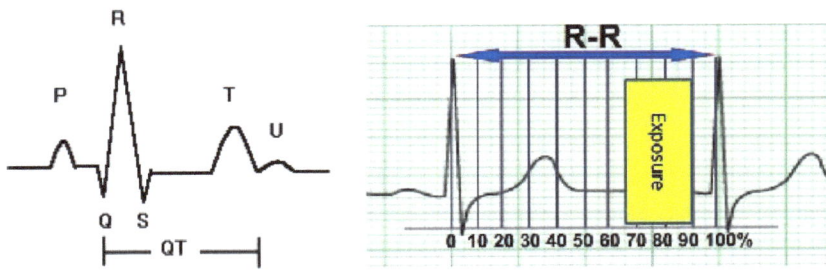

Estudo Retrospectivo

Todo o ciclo cardíaco é adquirido. O aparelho irradia durante toda a aquisição. Maior dose, porém permite a reconstrução de imagens em qualquer fase do ciclo, bem como a reconstrução dinâmica do coração. Útil em FC muito elevadas, em que a fase sistólica geralmente é melhor para aquisição que a diastólica.

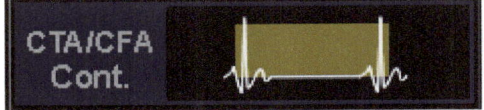

Estudo Prospectivo

Apenas uma fase do ciclo cardíaco é adquirida. O aparelho monitora a FC e "prevê" o momento da próxima diástole e irradia apenas nesse momento. Menor dose de radiação, porém não permite a reconstrução em qualquer fase, apenas na fase adquirida. Não é possível a reconstrução dinâmica do coração. Útil em pacientes com FC <60 bpm, pois diminui consideravelmente a dose de radiação.

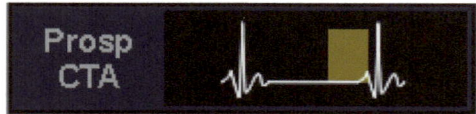

Algoritmos de reconstrução

Um dos fatores mais importantes para os exames cardíacos é a resolução temporal que o aparelho fornece. Essa resolução está diretamente relacionada com a velocidade de aquisição do aparelho que é representada pelo tempo de rotação do tubo (*rot. time*). O *AquilionOne* possui um *rot. time* de 0,35 s. Um *rot. time* de 350 ms significa que o tubo demora 350 ms para dar uma volta completa e adquirir uma imagem. No entanto, a resolução temporal de aquisição é menor, pois o aparelho consegue reconstruir imagens com apenas 180° de informação, ou seja, metade da rotação. Assim, pode-se dizer que a resolução temporal é na verdade 175 ms e não 350 ms. Isso é o chamado *Half* presente no *Raw Data*. Significa que você está utilizando apenas metade da informação desse batimento para a reconstrução. Isso geralmente é suficiente para FC baixas, pois como a janela diastólica é longa, não há necessidade de aumentarmos a resolução temporal. Em FC altas, no entanto, podemos aumentar a resolução temporal utilizando as informações de mais de um batimento cardíaco. Assim, utilizamos informações de 90° do 1º batimento e os outros 90° do 2º batimento, completando os 180° de informação necessária para a reconstrução da imagem. Isso faz com que a resolução temporal vá de 175 ms para 87,5 ms. Isso é o chamado *Segmented* presente no *Raw Data*.

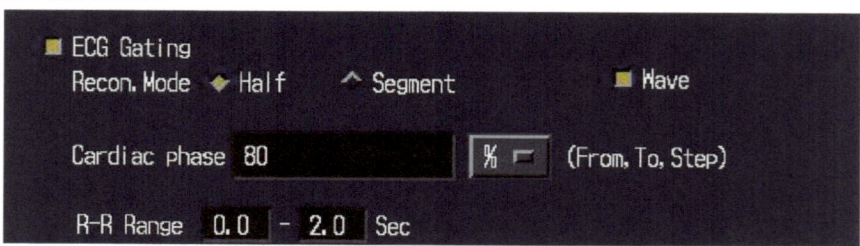

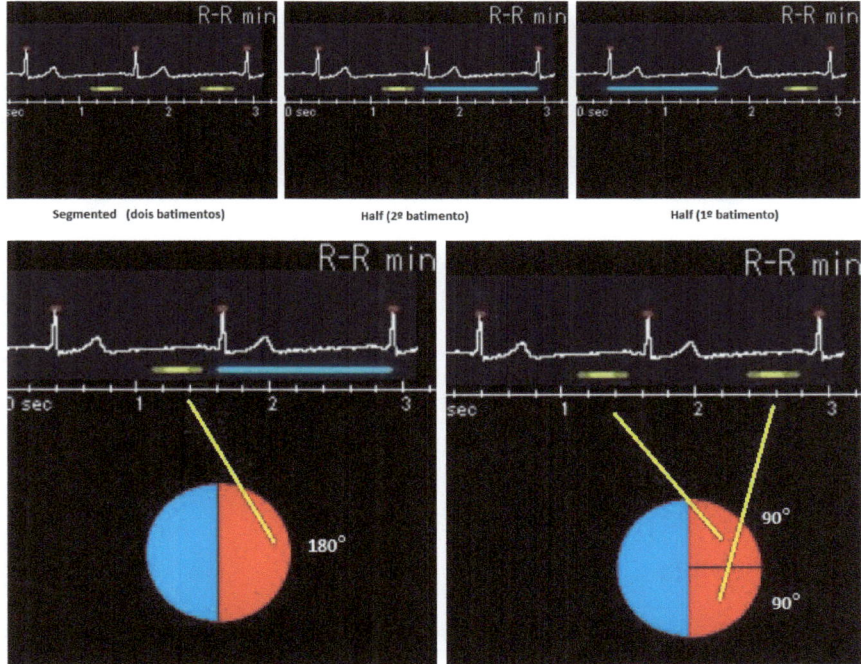

No geral, em pacientes com muita arritmia ou FC baixa, vale a pena fazer a aquisição em *Half*. Pacientes com FC mais alta, porém estável, se beneficiam do modo *Segmented*, uma vez que a resolução temporal é maior. Porém, se a FC não for estável, a reconstrução sobrepondo os dados de um batimento e outro (diferentes) pode provocar mais artefatos do que se utilizado apenas um batimento. No caso de aquisições volumétricas, podemos "salvar" o exame, caso tenha ocorrido alguma mudança brusca no ECG, pois o próprio aparelho realiza uma nova aquisição num segundo batimento caso seja detectada uma extra-sístole, por exemplo. Assim, podemos descartar um dos batimentos e realizar a reconstrução (*Half*) do ciclo cardíaco normal.

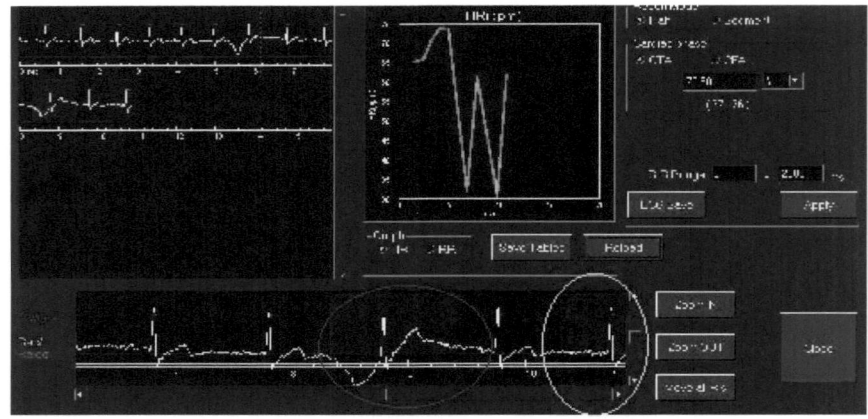

Descartar 1º batimento   Reconstruir só no 2º batimento

Protocolos especiais

Protocolo para implante de válvula aórtica ou TAVI

Trata-se de um protocolo para calcular a medida da válvula aórtica. O exame é idêntico a uma angiotomografia torácica e abdominal, com o acréscimo da fase sem contraste para o cálculo do escore de cálcio do coração e a extensão do limite inferior até as femorais (aproximadamente no meio da coxa), que é o local por onde será feito o implante.

Protocolo de Perfusão miocárdica

A perfusão miocárdica por tomografia é um método diagnóstico não invasivo que avalia isquemia miocárdica através do stress farmacológico, possibilitando assim determinar se a obstrução de uma coronária é significativa ou não e, portanto, se merece ou não ser tratada. O protocolo de aquisição é igual a uma coronária, porém são realizadas algumas medicações prévias para o estresse. No caso, é utilizado um vasodilatador por via endovenosa (dipiridamol).

É necessária também uma dieta prévia livre de cafeína e xantinas 24 horas antes do exame.

Protocolo de aquisição: inicia-se a aquisição de um exame padrão de coronárias. Após, espera-se 15 minutos para a aquisição com estresse. O dipiridamol deverá ser administrado em 4 minutos e a aquisição deverá ser realizada logo em seguida (4 a 5 minutos do início da injeção). A programação no stress é idêntica à 1ª aquisição.

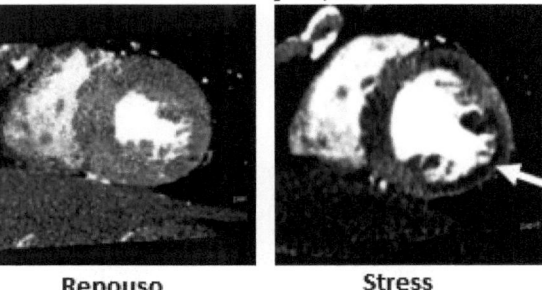

Repouso   Stress

Área hipodensa na fase de estresse, representando área de lesão miocárdica.

Angiotomografia de membros superiores

Geralmente esse exame está relacionado ao protocolo para avaliação da Síndrome do Desfiladeiro Torácico (SDT).

Síndrome do Desfiladeiro Torácico

A SDT é um quadro de desconforto gradual, podendo chegar à dor importante na região inferior do pescoço (cervical e dorsal alta) e também no membro superior. A dor em geral é intermitente e relacionada aos movimentos, principalmente aqueles realizados com os braços elevados.

Pode haver ainda formigamento (parestesia) e diminuição de força preferencialmente nos dedos anular e mínimo. Os sintomas decorrentes da compressão vascular são edema no membro superior e alterações da cor, que ocorrem de forma intermitente. A compressão venosa pode resultar em trombose da veia subclávia.

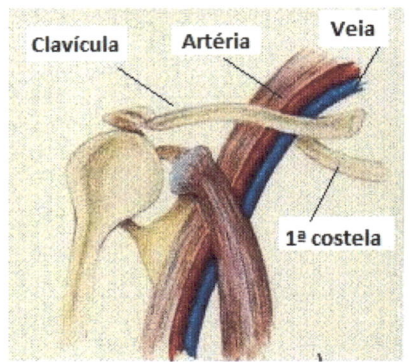 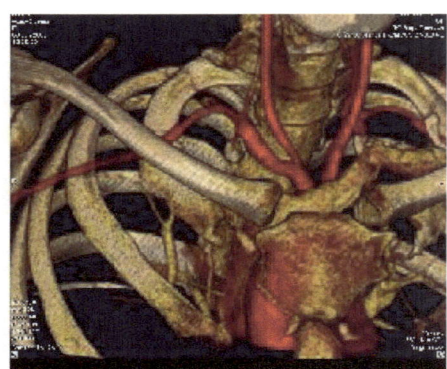

Posicionamento
Se o exame for para avaliação da SDT, o intuito é avaliar principalmente a artéria e veia subclávias. Nesse caso, fazem-se dois posicionamentos, um com os braços para baixo e outro com os braços para cima (para ver alguma possível compressão) com o paciente em decúbito dorsal e com a cabeça voltada para o tomógrafo. A aquisição geralmente é bilateral. Se for para avaliação vascular do braço, antebraço, mão, o posicionamento pode ser decúbito dorsal ou ventral com os braços para cima (um posicionamento semelhante ao que seria para a aquisição de músculo esquelético dos membros superiores).

Programação do exame
O protocolo de aquisição divide-se em duas etapas, uma com os braços para baixo (arterial e venosa) e outra com os braços para cima (arterial e venosa), com duas injeções de contraste. A aquisição com os braços para cima deve simular os sintomas. Posicionar o paciente de forma que ele apresente o sintoma. Se for unilateral, virar a cabeça para o mesmo lado do estudo. Se for bilateral, não virar a cabeça. Em alguns casos, a fase venosa pode ser dispensada. Discutir o protocolo a ser utilizado com o radiologista.
Limite superior: acima dos ombros, incluindo toda a artéria e veia subclávias.
Limite inferior: região da carina da traquéia, incluindo todo o arco aórtico.
Volume de contraste e fluxo: fixo. 60 a 70 ml de contraste com fluxo de 3,5 ml/s, seguido de 50 ml de soro fisiológico com fluxo de 6,0 a 7,0 ml/s.

Avaliar se o volume de contraste e fluxo foi adequado na 1ª aquisição (braços para baixo) e caso necessário, alterar um pouco o protocolo para a 2ª aquisição (braços para cima). O importante é a contrastação da artéria subclávia sem o artefato (*strike* do contraste) na veia subclávia, por isso o fluxo maior na hora do soro, para "lavar" o contraste da veia. Sempre puncionar o lado oposto à lesão por esse motivo.

Fases: arterial (braços para baixo e braços para cima) e venosa (braços para baixo e braços para cima). O *delay* para fase venosa é de 90 segundos após a injeção do contraste.

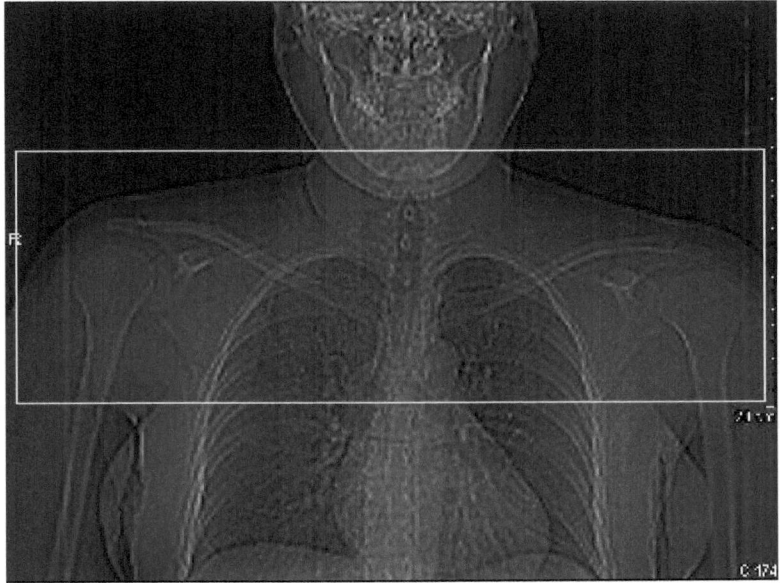

Protocolo de aquisição: iniciamos o protocolo com os braços para baixo. Injeta-se o contraste e após o término do soro (aproximadamente 23-24 segundos) soltamos a aquisição. É importante falar para o paciente não se movimentar e parar de respirar alguns segundos antes da aquisição (por volta dos 15 segundos). Caso seja feita fase venosa, esperamos o *delay* e soltamos outra aquisição. Posteriormente, posicionamos o paciente com os braços para cima, fazemos uma nova programação e injetamos o contraste. Da mesma forma, após o término do soro soltamos a aquisição. Falar novamente, alguns segundos antes, para o paciente não se movimentar, porém pedir para que ele respire fundo e segure, ao invés de só falar para parar de respirar como na 1ª aquisição. O motivo é que a inspiração pode acentuar a compressão, mimetizando melhor o sintoma.

Protocolo de angio de membros superiores (vascularização periférica)
A extensão e o posicionamento da aquisição vai depender da região de estudo. Apenas para exemplo, será apresentada a aquisição total do braço, porém se o interesse estiver em regiões específicas (mão, antebraço) adaptar o protocolo de acordo.
Extensão da aquisição: desde o arco aórtico até o final da mão.
sureStart: próximo a região de estudo. No caso, podemos colocar no meio do braço, com disparo manual ao visualizarmos o contraste nas artérias.
Volume de contraste: 80 a 120 ml. Obs: vale a regra geral das angios, tempo de aquisição + 10 segundos.
Fluxo: 4,0 a 5,0 ml/s.
Fases: arterial. Em raros casos, pode-se pedir uma fase venosa. Nesse caso, pode-se utilizar um *delay* de 90 segundos.
Protocolo de aquisição: inicia-se a aquisição com um corte axial na região do *sureStart*, que será o local onde visualizamos a chegada do contraste. Posteriormente, injeta-se o contrate juntamente com a aquisição da escopia. Assim que for visualizada a chegada do contraste na região, soltamos a aquisição arterial. Verificar se a aquisição está indo no mesmo sentido do contraste, para evitar que ela fique precoce. Por exemplo, adquirir das mãos para os ombros, sendo que o contraste está indo dos ombros para as mãos, pode ocasionar um exame precoce. Observação: deixar sempre programado uma 2ª aquisição para caso a 1ª aquisição fique precoce. Esta aquisição poderá ser utilizada para a fase venosa, se necessário.

Angiotomografia de membros inferiores

Posicionamento
Igual à TC de tórax e abdome, deixando os membros inferiores bem próximos e alinhados com o corpo. Manter os pés juntos.

Programação do exame

Limite superior: cúpula do fígado.
Limite inferior: fim dos pés.
sureStart: aorta na altura da bifurcação das artérias ilíacas, com disparo automático ou manual, caso o paciente possua muita calcificação ou endoprótese na região.
Volume de contraste e fluxo: fixo, de acordo com o peso do paciente.

```
CONTRASTE E FLUXO
 -Peso       volume de contraste x Fluxo de injeção bifásico
 <55 kg       20 mL (4.0 mL/s) + 96 mL (3.2 mL/s)
 56-65 kg     23 mL (4.5 mL/s) + 108 mL (3.6 mL/s)
 66-85 kg     25 mL (5.0 mL/s) + 120 mL (4.0 mL/s)
 86-95 kg     28 mL (5.5 mL/s) + 132 mL (4.4 mL/s)
 >95 kg       30 mL (6.0 mL/s) + 144 mL (4.8 mL/s)
```

Fases: sem contraste (apenas abdome total), arterial (abdome até os pés) e retorno dos pés aos joelhos (caudocranial). Observação: essa fase de retorno até os joelhos serve para caso o contraste não tenha chegado adequadamente nas extremidades inferiores no tempo padrão de aquisição.

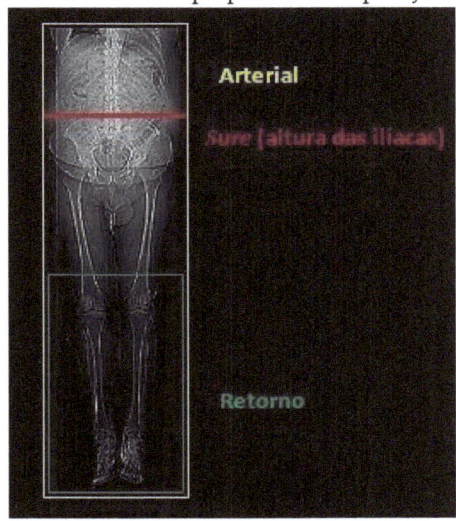

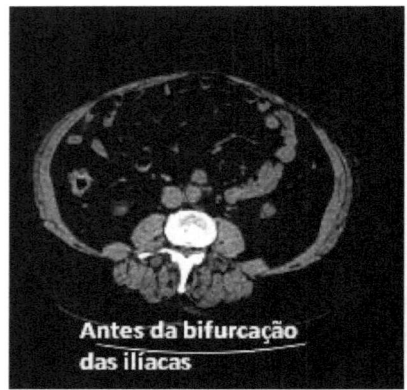 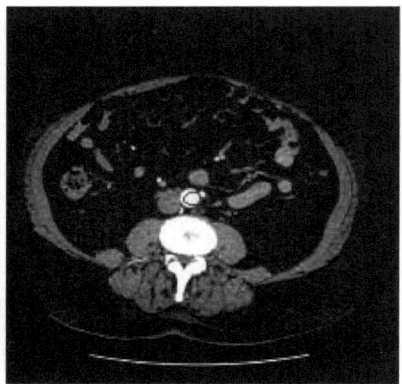

Protocolo de aquisição: inicia-se a aquisição com um corte axial na altura da bifurcação das ilíacas, que será o local onde visualizamos a chegada do contraste (*sureStart*, em vermelho). Posteriormente, injeta-se o contrate juntamente com a aquisição da escopia. Assim que for visualizada a chegada do contraste na aorta (>180 UH), soltamos a aquisição arterial. Caso haja endoprótese, programar uma aquisição tardia (2-3 minutos) apenas na região da prótese. Observação: ajustar para que a sequência de aquisição dure 40 segundos por meio do *rot. time*.

Checklist para Interpretação de Angiotomografias

O objetivo de se realizar uma angiotomografia é a avaliação vascular, ou seja, a visualização dos vasos. Os aspectos mais importantes a serem visualizados são:

- **Trombos:** áreas hipodensas, podendo ou não obliterar todo o vaso.

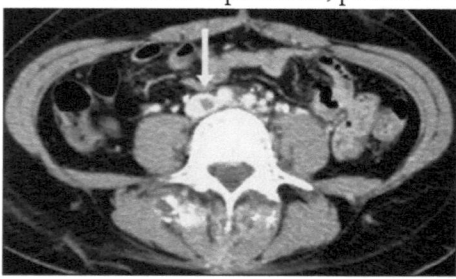 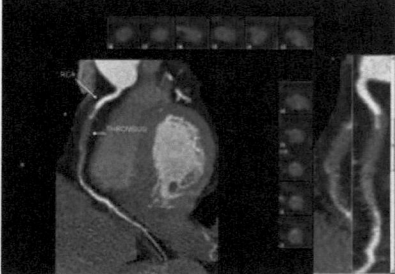

- **Dissecções ou *flaps*:** aparecem como "cortes" no vaso.

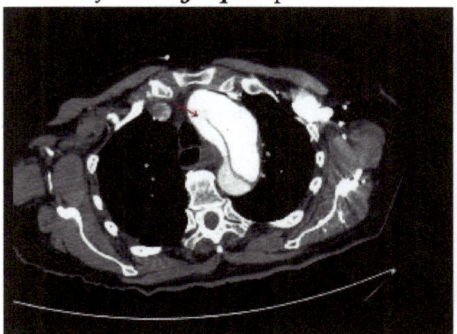 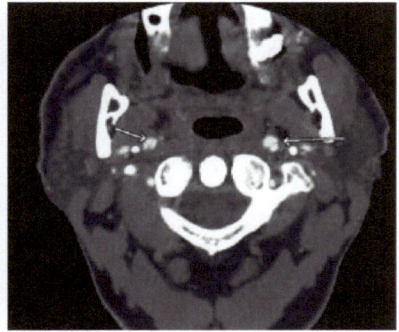

- **Malformações arteriovenosas (MAVs)**

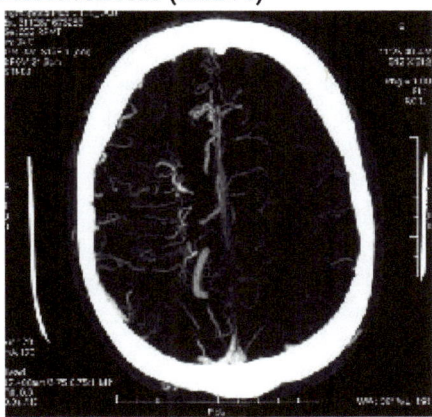

- **Aneurismas:** ectasia vascular, podendo ser sacular ou fusiforme.

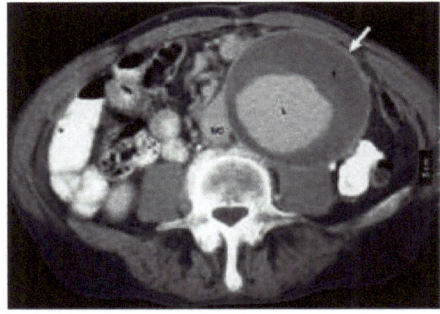 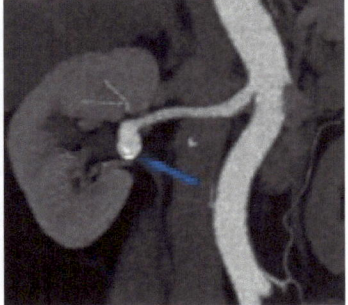

- **Estenoses:** estreitamento vascular.

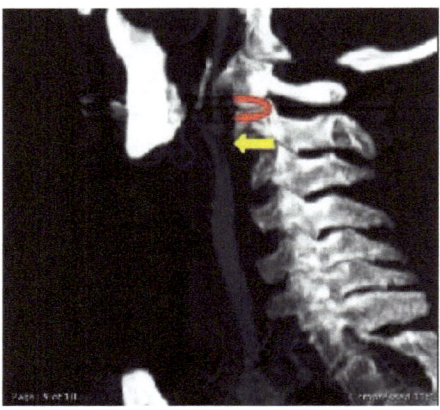

Protocolos Especiais

TC hipófise

Geralmente é solicitado em casos de suspeita de micro ou macro adenomas de hipófise, devido a alterações nos hormônios hipofisários. Sempre discutir com o radiologista esse exame, pois a ressonância magnética apresenta uma resolução muito superior para avaliar a hipófise do que a tomografia, além de não possuir radiação.

Posicionamento e programação do exame

Posição igual a TC de crânio.
Aquisição volumétrica.
Limite superior: acima da sela túrcica.
Limite inferior: abaixo da sela túrcica.
Volume de contraste e fluxo: fixo. 100 ml de contraste a 4,0 ml/s.
Fases: será feito 1 volume pré-contraste, 6 volumes dinâmicos com contraste (1 volume a cada 5 s) e 1 volume tardio de 2 minutos.

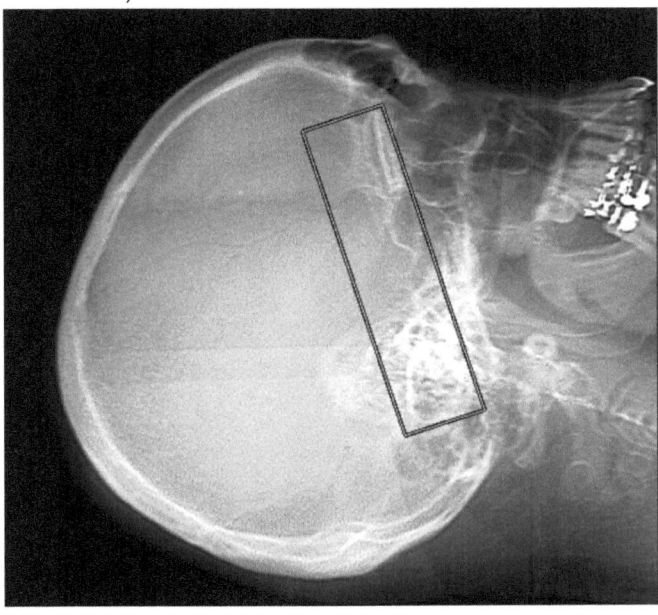

Protocolo de aquisição: os volumes devem ser adquiridos focando o FOV apenas na hipófise, tomar cuidado para não cortar o lobo posterior nem o quiasma óptico.

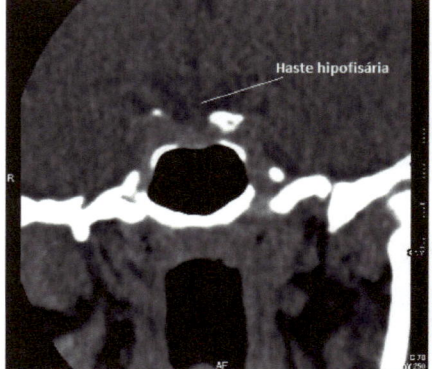
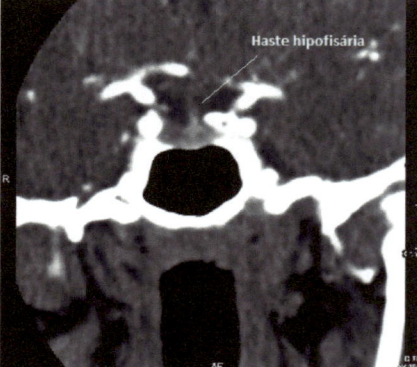

Dinâmico

Cisternotomografia

Geralmente é solicitada em casos de suspeita de fístulas liquóricas (rinogênicas ou otogênicas) para procedimento cirúrgico.

Posicionamento

Em "prece maometana" ou prone em coronal verdadeiro com o mento apoiado na mesa.

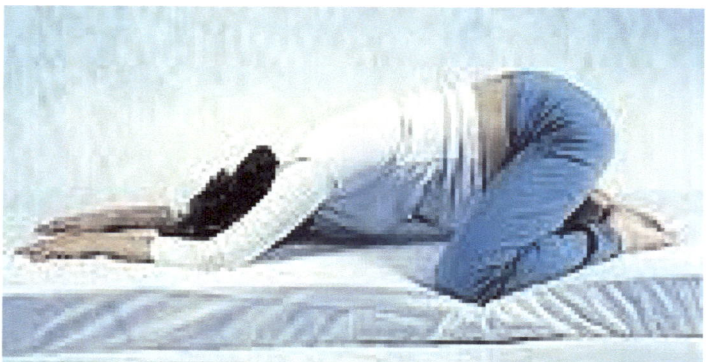

Programação do exame
Limite superior: seio frontal.
Limite inferior: pirâmides petrosas, incluindo o seio esfenoidal.
Volume de contraste e fluxo: 5 ml intratecal, realizado pelo liquorista. O contraste utilizado é um contraste iodado específico para medula, diferente do realizado para injeções endovenosas (exemplo, Iopamiron 300).
Fases: sem contraste e pós-contraste (intratecal).

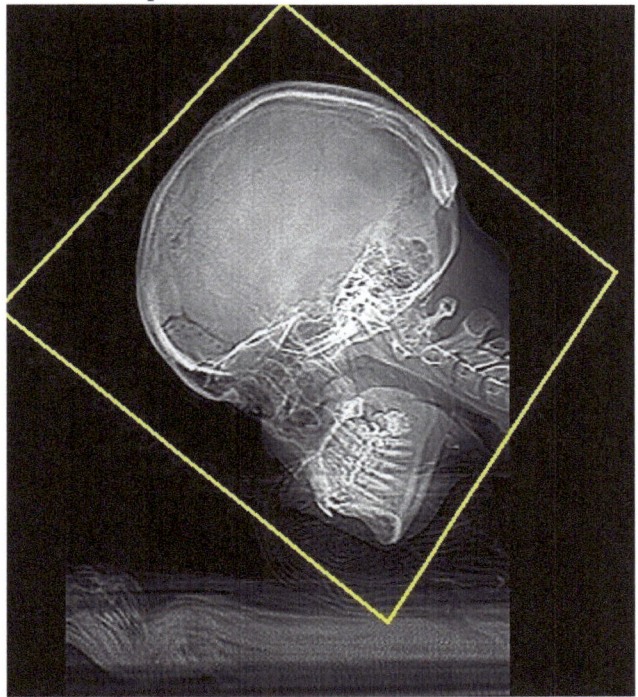

Protocolo de aquisição: inicia-se a aquisição sem contraste. Posteriormente, injeta-se o contraste e realiza-se uma nova aquisição com os mesmos parâmetros da sem contraste e, se as imagens não mostrarem o pertuito fistuloso, o paciente deverá ficar em Trendelenburg por aproximadamente 30 minutos e repetir a aquisição em intervalos de 30 minutos até localizar a fístula ou atingir 4 horas de exame. O paciente deverá permanecer em Trendelenburg até o término do exame.

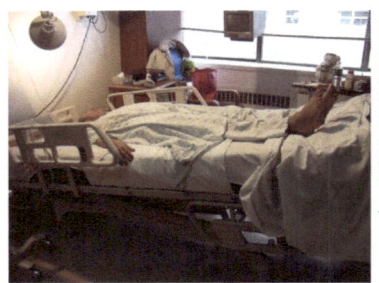 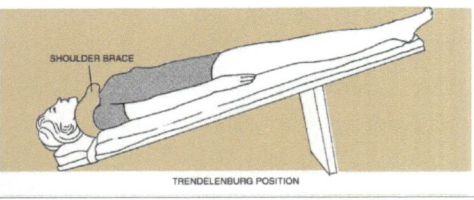

Posição de Trendelenburg

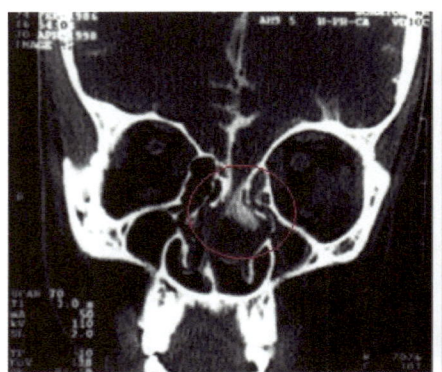 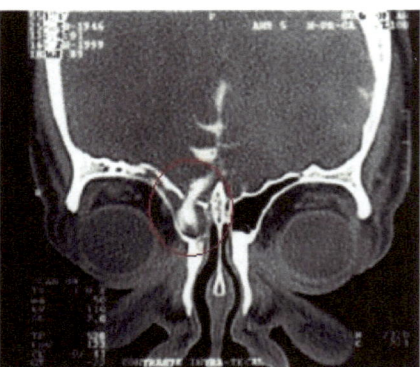

DICAS!

Como melhorar a qualidade na imagem?

Quando se fala em qualidade de imagem, estamos falando basicamente de contraste e ruído. Ambos estão relacionados com a dose de radiação utilizada, que deve estar de acordo com o biótipo do paciente. Logo, pacientes magros (menos barreiras físicas) precisarão de uma dose menor de radiação, enquanto que pacientes obesos precisam de uma dose maior para uma mesma qualidade de imagem.

Existem basicamente cinco parâmetros que podemos utilizar para aumentar a dose utilizada:

- **kV:** vale a pena aumentar o kV quando a imagem ficar muito clara, o que indica falta de energia nos feixes de raio X. Da mesma forma, se a imagem ficar muito escura, significa que houve um excesso de kV. O kV influencia bastante no contraste da imagem. Quanto menor o kV, maior o contraste. Logo, exames que necessitam de um contraste maior (angios, por exemplo) se beneficiam de kV menores.

- **mA:** vale a pena aumentar o mA quando a imagem ficar muito ruidosa, o que indica pouca quantidade de raio X. O aumento do mA propicia uma imagem mais "lisa".

- **Tempo de rotação do tubo (*rot. time*):** aumenta o tempo que o tubo demora em completar um ciclo, aumentando consequentemente a radiação no mesmo local.

- ***Pitch* (velocidade da mesa):** controla a velocidade em que a mesa se move. Da mesma forma que o rot time, aumenta ou diminui o tempo em que uma área é irradiada.

- **Modulação de dose (*sureExposure*):** controla o modo como o aparelho irá escolher a dose de radiação para o exame, baseado no scout. Podemos alterar o mínimo e o máximo da dose permitida.

Devemos sempre balancear esses parâmetros para atingir a dose de radiação adequada, sem comprometer a imagem. Para escolher qual parâmetro alterar, vale da experiência e bom senso. Em casos em que o tempo é muito importante (angios, por exemplo), devemos buscar alterar parâmetros que não interfiram no tempo de aquisição como o kV, a modulação de dose e o mA.

Dinâmica do contraste endovenoso

O contraste na imagem está diretamente relacionado com o volume e fluxo de injeção do contraste endovenoso. Quanto maior o fluxo, mais rápido e mais alto será atingido o pico de contrastação no vaso, porém mais rápido esse pico irá cair. Por outro lado, quanto menor o fluxo, menor será o pico e ele será atingido mais lentamente. Assim, quando queremos atingir um alto pico de contraste de forma rápida (coronárias e angios em geral), utilizamos um fluxo alto (4 a 5 ml/s). Porém, quando o interesse maior é manter o contraste por mais tempo, devemos utilizar um fluxo menor (1 a 2,5 ml/s). Utilizando dessas informações, podemos manipular um pouco o modo como injetamos o contraste. Podemos, por exemplo, utilizar um fluxo alto para atingir um pico de contraste de maneira rápida e depois um fluxo menor, para manter esse pico por mais tempo, ao invés de utilizar o mesmo fluxo durante toda a injeção.

Devemos nos atentar também, ao biótipo do paciente. O contraste se dilui no sangue, logo pacientes obesos necessitam de mais contraste (possuem mais sangue) e um fluxo maior para atingir a mesma contrastação de um paciente magro.

No caso de angios, devemos balancear corretamente o volume/fluxo de contraste utilizado e o tempo de aquisição do exame. Não faz sentido continuar injetando contraste após a aquisição. Atentar-se ao delay intrínseco do aparelho antes de começar a aquisição (comando de voz habilitado, tempo para movimentar a mesa para a posição inicial) e incluí-lo no cálculo. Verificar também o sentido da aquisição (caudocranial ou craniocaudal), pois interfere diretamente no momento que devemos iniciar a aquisição.

Lesões nodulares, cistos, tumores

Geralmente:

Lesões hipodensas, com limites bem definidos, arredondadas → cistos simples.

Lesões naturalmente hiperdensas → cálculos, lesões calcificadas ou hemorrágicas.
Lesões heterogêneas, septadas, com realce pelo contraste → tumores.

www.ingramcontent.com/pod-product-compliance
Lightning Source LLC
Chambersburg PA
CBHW040316220526
45473CB00009B/2451